DU
CANCER
DE LA MATRICE.

PARIS. — IMPRIMERIE DE COSSON,
rue Saint-Germain-des-Prés, 9.

DU
CANCER
DE LA MATRICE,

DE SES CAUSES,
DE SON DIAGNOSTIC ET DE SON TRAITEMENT,

PAR P. J. S. TÉALLIER,

DOCTEUR EN MÉDECINE,

MEMBRE RÉSIDENT DE LA SOCIÉTÉ DE MÉDECINE DE PARIS,
CORRESPONDANT DES SOCIÉTÉS DE MÉDECINE DE LYON, DE TOULOUSE,
DE CAEN ET D'INDRE-ET-LOIRE, ET DE L'INSTITUT HISTORIQUE.

OUVRAGE

Qui a remporté le prix proposé par la Société de Médecine
de Lyon.

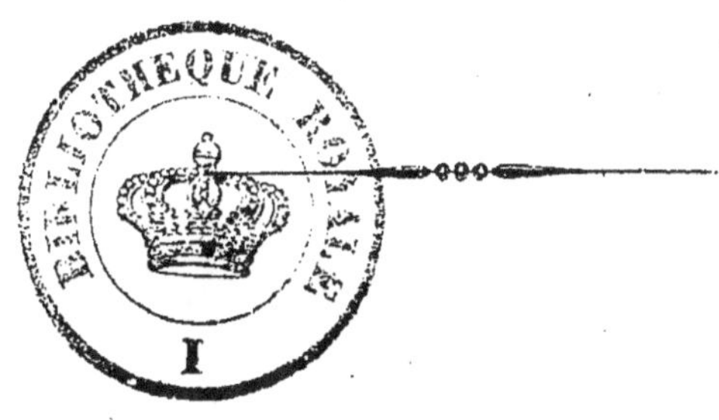

PARIS.

J.-B. BAILLIÈRE,

LIBRAIRE DE L'ACADÉMIE ROYALE DE MÉDECINE,
Rue de l'École-de-Médecine, n° 13 bis;

LONDRES, MÊME MAISON, 219 REGENT STREET.

1836.

PRÉFACE.

Les recherches multipliées qui ont été faites depuis quelques années sur les maladies de la matrice, et l'application à leur diagnostic des moyens nouveaux d'investigation dont l'art de guérir s'est enrichi, ont fait découvrir des lésions de cet organe qui n'étaient pas même soupçonnées jusqu'à nos jours. Ces recherches et le spéculum ont permis en même temps de voir mieux et de juger avec plus de précision et d'exactitude les altérations de la matrice que le toucher seul faisait reconnaître.

De cette facilité d'établir le diagnostic des lésions les plus superficielles de cet organe et de les soumettre à un traitement méthodique et régulier, sont résultés de nombreux succès. Ces succès, obtenus avec assez de facilité, et dans le plus grand nombre de cas, ont fait naître l'espoir et la prétention d'obtenir la guérison d'altérations plus profondes et plus graves, et celle des dégénérescences cancéreuses elles-mêmes. Voyant guérir, sous l'influence d'un traitement convenable, la plupart des indurations et des ulcérations de la matrice, des praticiens dis-

a

tingués ont pensé qu'ils étaient assez heureux pour prévenir ainsi, dans le plus grand nombre des cas, le développement d'affections cancéreuses. C'est sous cette consolante inspiration qu'ont été écrits la plupart des ouvrages modernes publiés sur cette question.

Cette manière de voir a été la mienne pendant plusieurs années; mais lorsque je me suis livré à des études sérieuses sur le cancer, lorsque j'ai rapproché les opinions des anciens de celles de quelques hommes graves dont j'aime à me rappeler les leçons, et lorsque j'ai pu comparer mes propres observations avec celles recueillies et publiées par ces grandes autorités, je suis resté convaincu de la spécialité pathologique du cancer, et j'ai révoqué en doute les nombreuses guérisons de cette maladie obtenues par un traitement local combiné avec le traitement général des inflammations; j'ai pensé que les maladies de la matrice que l'on guérissait ainsi différaient des affections cancéreuses proprement dites.

Dans cette conviction, j'ai dû rapporter les opinions des auteurs favorables à celle que je cherche à faire prévaloir, et citer textuellement les passages de leurs ouvrages où elles sont exprimées de la manière la plus explicite. Je ne devais pas non plus taire ou affaiblir les objections que les partisans de l'opinion contraire font valoir, les pièces de ce grand procès devant être réunies avec soin pour être soumises au jugement impartial des lecteurs ; c'est ce qui m'a entraîné inévitablement dans des considérations générales qui ont paru trop étendues aux membres de la commission des prix de la société de médecine de Lyon. Ce reproche, je me l'étais déjà adressé, et j'en reconnais la justesse, sans pouvoir me décider toutefois à y faire droit, tellement je suis convaincu de la nécessité de discuter longuement la partie dogmatique de la question, qui a été complétement négligée dans les publications modernes. J'ai cherché à donner à cette grande question du cancer, à ce grand problème pathologique, la haute importance qu'elle doit avoir aux yeux du médecin, et la place à part qu'elle doit occuper dans les cadres nosologiques. Je demanderai donc grâce pour ma prolixité en faveur de l'utilité qui devait en ressortir.

J'ai cherché à distinguer, le mieux possible, le cancer de l'utérus de toutes les autres maladies de cet organe, avec lesquelles il est malheureusement trop facile de le confondre. Je me suis efforcé de le présenter isolément, avec la physionomie qui lui est propre et qui le distingue essentiellement. L'unanimité des suffrages des juges du concours m'a prouvé que sur ce point, comme sur la plupart des autres propositions, mon travail avait atteint le but proposé. On en jugera par l'extrait du rapport si remarquable fait à la société de médecine de Lyon par son secrétaire-général, M. le Dr Rougier, au nom d'une commission dont il faisait partie, et qui était composée de MM. Parat, Mermet, Trolliet, Senac et Chapeau, auxquels s'étaient adjoints tous les membres du bureau, sur les mémoires qui lui avaient été adressés sur la question suivante mise au concours :

« Du cancer utérin. Faire connaître toutes ses » causes, indiquer exactement son diagnostic, et » l'éclairer, autant que possible, par des autopsies » cadavériques ; décrire le traitement préservatif » et curatif de cette maladie. »

Extrait du rapport.

. . . .

« Ce mémoire porte pour épigraphe cette phrase, extraite de l'*Histoire anatomique des Inflammations*, par Gendrin :

*Les cancers ne sont point des inflammations
ni des suites d'inflammation.*

» Cette épigraphe annonce la pensée de l'auteur et celle qui domine l'ouvrage. Elle a dû susciter de prime abord des préventions défavorables, et ce n'est pas un de ses moindres mérites d'avoir su les effacer par la manière dont il a traité son sujet, et même d'avoir ramené à lui des convictions qui lui étaient opposées. Cependant il avait encore un écueil à craindre, c'était de se mettre, quelquefois malgré lui, en contradiction avec son épigraphe; et vous jugerez, ainsi que nous, messieurs, qu'il a su l'éviter avec un égal bonheur.

» Il trace un historique rapide des diverses hypothèses hasardées sur la nature de la maladie; il rapporte les raisonnemens des humoristes, des solidistes, des vitalistes et des anotomo-pathologistes, qui n'ont pu jusqu'à ce jour soulever le voile qui recouvre l'essence de la dégénération cancéreuse,

» Mais, craignant de s'écarter de la question, il se borne à examiner si, comme le pensent les médecins anciens et le plus grand nombre des modernes, le cancer est une maladie primitivement générale qui se localise, ou si, d'après la manière de voir des médecins physiologistes, il doit être considéré comme le résultat d'irritations morbides, d'abord locales, et qui se généralisent par leur persistance et par les mauvais traitemens qu'on leur fait subir.

» Il s'attache à cette dernière opinion pour la

combattre en établissant les différences qui se remarquent dans la marche, le développement et la
terminaison, entre les phlegmasies chroniques et
le cancer, et qui distinguent essentiellement ces
deux genres de lésions.

» Il réfute ensuite d'une manière qui nous a
paru victorieuse la théorie par laquelle les médecins physiologistes expliquent la repullulation du
cancer, soit dans le lieu même où il existait d'a-
bord, soit dans un lieu plus ou moins éloigné, et
son apparition simultanée dans plusieurs organes.

» Il attaque avec autant d'avantage l'opinion des
auteurs qui, confondant la diathèse avec la cachexie cancéreuse, disent qu'elle naît d'un vice
local, qu'elle tient à la résorption du virus cancéreux, et ne préexiste pas à la maladie locale. Il
ne laisse aucune assertion sans réponse, aucun ar-
gument sans réfutation.

» Selon lui, le cancer dépend d'une disposition
organique mise en action quelquefois par des causes locales ou accidentelles, mais pouvant se développer spontanément sans l'intervention d'aucune
cause apparente. Il cite, trop longuement peut-être,
à l'appui de son opinion, divers passages des pa-
thologistes qui prouvent jusqu'à l'évidence la préexistence de la diathèse cancéreuse.

» D'après le développement de cette proposition, qui, nous devons le dire, a trouvé beaucoup d'approbateurs dans le sein de votre commission, vous voyez, messieurs, que la science, dans la maladie qui nous occupe, n'a fait aucun progrès, aucun pas en avant ; elle en a plutôt fait en arrière en prouvant l'existence de la diathèse ; elle détruit l'illusion décevante qui, faisant voir le cancer comme le produit d'une inflammation locale, laissait toujours l'espoir de le guérir, tandis que l'opinion contraire n'amène après elle que l'idée de l'incurabilité du mal, idée désolante, décourageante, mais qu'il n'est pas permis de cacher, scientifiquement parlant, quand on la croit d'une vérité incontestable.

» Après ces préliminaires indispensables, l'auteur entre en matière par une description anatomique très-exacte de la matrice, et enrichit cet exposé de considérations intéressantes sur les différens états physiologiques de cet organe. Il traite ensuite en praticien habile les différens modes d'exploration de la matrice, lorsqu'on veut constater son état physiologique ou pathologique. Nous avons remarqué l'exactitude des préceptes qu'il donne pour acquérir ce tact régulateur à l'aide duquel on parvient à dissiper les ténèbres qui enveloppent les maladies de l'utérus. C'est avec sagacité qu'il signale les avantages du spéculum, indispensable pour le diagnostic et pour le traitement.

» Dois-je, messieurs, suivre l'auteur pas à pas dans la description générale et si bien tracée qu'il fait de la maladie ; vous montrer le cancer, tantôt commençant par un léger point squirrheux longtemps indolent, changeant ensuite de nature, devenant sensible, s'infiltrant peu à peu de matière cérébriforme, envahissant de proche en proche la totalité du col utérin, l'organe lui-même, les tissus environnans, etc.? ou bien, commençant par une ulcération qui disparaît facilement au moyen d'un traitement convenable, pour reparaître de nouveau ; plusieurs fois guéri, toujours renaissant, et toujours de plus en plus menaçant, finir toujours de la même manière? Ce serait vous donner une ébauche trop faible d'un tableau largement tracé et appuyé d'observations bien choisies.

» Je préfère arrêter votre attention sur le diagnostic de cette maladie, qui est un des points principalement recommandés par le programme. De nombreuses pages du mémoire sont consacrées à cette partie importante de la question......

» Pour appuyer les signes diagnostiques qu'il indique en grand nombre, l'auteur s'étaie de nom-

breuses observations. Il en rapporte plusieurs d'ulcérations guéries sans extirpation, sans cautérisation ; quoique des pratitiens distingués aient considéré la maladie comme cancéreuse et incurable,
elles tendent à prouver qu'*il faut autre chose
qu'une inflammation, quelque étendue, quelque
opiniâtre qu'elle soit, pour amener la désorganisation cancéreuse de la matrice.*

» Toutes les autres altérations pathologiques que
la matrice peut éprouver sont successivement examinées par notre auteur ; leur diagnostic différentiel est scrupuleusement indiqué, tant par des autopsies que par des observations authentiques puisées
dans sa pratique ou dans celle des médecins les plus
distingués des hôpitaux.

» ..... C'était peut-être ici le cas de signaler toutes
les différentes formes sous lesquelles le cancer peut
se présenter ; toutes les variétés que les patholo-
gistes ont décrites ; mais notre auteur ne les considère que comme l'expression d'une seule et même
lésion, et pense que faire de ces formes variées
du même principe autant d'espèces différentes,
c'est s'éloigner de l'unité pathologique sans utilité
pour l'art de guérir ; toutes, d'ailleurs, se trouvent
à peu près représentées dans les nombreuses observations qu'il rapporte à la suite de ce chapitre, et

dont il serait trop long de vous citer les faits seulement les plus intéressans qu'elles renferment.

» Nous arrivons à la dernière partie de la question : *décrire le traitement préservatif et curatif de cette maladie.*

» La plupart des auteurs proclament l'incurabilité du cancer ; d'autres le croient curable tant qu'il n'est pas parvenu au degré où il donne naissance à des symptômes généraux ; enfin beaucoup, et l'auteur est du nombre, le disent incurable dès l'instant même qu'il se manifeste avec les signes locaux qui lui sont propres. Pour lui, toutefois, son incurabilité est subordonnée à celle de la disposition organique dont il émane, à celle de la diathèse qui le précède et l'accompagne.

» ...... L'auteur examine successivement, et d'une manière très-circonstanciée, tous les moyens préconisés par les thérapeutistes, et qu'il a employés ou vu employer lui-même ; ce qu'il dit relativement aux saignées générales ou locales est digne d'attention ; il spécifie d'une manière irréfutable les cas où l'un ou l'autre de ces moyens doit être mis en usage, leur mode d'application, le moment où il convient de l'arrêter. Il discute avec sagacité les cas où les révulsifs internes sont nécessaires et ceux où les vésicatoires, cautères, sétons, sont indiqués, et l'endroit où l'on doit les placer. Tous ces moyens, successivement analysés avec l'esprit d'observation qui le caractérise, sont appuyés d'exemples authentiques et bien choisis.

» Le choix des divers moyens cautérisans, leur mode d'application, les précautions qu'ils exigent, le nombre de fois qu'on peut les employer, le pansement qu'ils nécessitent, sont habilement tracés. On voit, par les détails minutieux dans lesquels il entre, qu'il parle d'après une expérience longue et spéciale : c'est ainsi qu'il indique comment on peut, à l'aide du spéculum, panser les plaies résultant de la cautérisation du col aussi méthodiquement que les plaies extérieures ; c'est ainsi qu'il proscrit l'usage du pessaire, qu'on avait recommandé pour soutenir les plumasseaux de charpie, toujours suffisamment soutenus par la contractilité du vagin.

» Lorsque le cancer résiste à tout traitement, et que son incurabilité est reconnue, le médecin ne peut plus se renfermer dans la définition de l'art de guérir ; l'humanité lui donne une autre mission : celle de soulager les souffrances et de prolonger la vie. Ici l'auteur déroule le tableau de tous les moyens palliatifs recommandés par les thérapeutistes. Les accidens qui accompagnent le cancer à cette époque,

ses complications, tout est prévu, et leur traitement méthodiquement indiqué.

» Enfin, messieurs, il peut arriver, et il arrive
le plus souvent, que toutes les ressources de la thérapeutique médicale sont impuissantes pour arrêter les progrès du cancer de l'utérus, et l'on est
obligé de recourir à l'instrument tranchant.

» Cette partie du mémoire laisse peu à désirer :
toutes les indications et contr'indications de l'opération y sont méthodiquement exposées. Les procédés opératoires, les accidens qui peuvent survenir, les moyens d'y remédier, les pansemens consécutifs, tout est écrit avec le tact d'un praticien
qui a beaucoup vu.

» Ici, messieurs, se termine l'analyse peut-être
trop longue de ce mémoire remarquable ; j'aurais
craint, en moins de pages (1), de vous en donner
une idée trop imparfaite. Que de choses encore sur
lesquelles j'aurais pu fixer et attacher votre attention ; mais j'ai dû me restreindre et ménager votre
temps ; toutefois, quelque mérite que votre commission ait trouvé dans ce travail, elle ne vous dis-

____

(1) Ce rapport a quarante pages d'étendue. C'est avec
regret que je me suis vu dans la nécessité d'en présenter
ici un extrait, sans doute trop racourci, pour le faire connaître d'une manière convenable.

simulera pas qu'il pourrait être plus satisfaisant dans quelques parties. Elle n'a pas reproché à l'auteur son épigraphe, qu'il a d'ailleurs prouvée dans tout le cours de son mémoire avec une si désespérante logique ; mais elle a remarqué qu'il aurait pu s'étendre davantage sur les divers degrés, formes et variétés du cancer, comme il aurait pu abréger d'autres points sur lesquels il a discuté trop longuement.

» Du reste, l'auteur a profité avec discernement des travaux de ses devanciers : tout ce qu'on a fait, tout ce qu'on a écrit de plus important sur cette maladie y est fidèlement retracé ; plusieurs points où la science doutait encore y sont éclaircis. C'est aussi avec une vive satisfaction qu'elle a vu qu'il s'était tenu à la lettre du programme ; il a même fait plus, il l'a dépassé. Le programme se taisait sur la nature de la maladie ; l'auteur l'a creusée, approfondie : la description anatomique de la matrice, son état physiologique et pathologique dans les maladies diverses pouvaient être simplement indiqués, ou même supprimés, sans lui faire encourir le moindre reproche ; il a traité à fond ces divers points. Enfin le diagnostic, qu'on lui imposait l'obligation d'éclairer par des autopsies cadavériques, il a jeté sur lui une vive lumière par des observations comparatives. Le style de l'ouvrage est simple, concis, point prétentieux ; c'est celui des sciences exactes. Ses observations, au nombre de vingt-cinq, sont bien rédigées, claires et précises. Vous avez pu juger vous-mêmes par ce rapport, dans lequel j'ai cherché à reproduire ses principales idées, *ses phrases même le plus souvent*, comment il a traité son sujet. Vous penserez, avec nous, que s'il n'a pas fait davantage, si aucune idée consolante et nouvelle sur une maladie si cruelle et si désespérante ne vous est offerte, cela tient à la nature du sujet. Il a pensé que le cancer de la matrice était incurable dès son début ; il fait plus : il l'a prouvé. Malheureusement, l'expérience des siècles est pour lui. Il a vu la vérité dans son opinion ; il a dû la dire.

» En conséquence, votre commission vous propose, à l'unanimité, de décerner à l'auteur du mémoire n° 2, le prix proposé par la Société de Médecine.

» Les conclusions du rapport sont adoptées à l'unanimité, et M. le président proclame, comme ayant obtenu le prix proposé par la Société, sur la question du *Cancer utérin*, M. Téallier, médecin à Paris, auteur du Mémoire n° 2.

» BAUMERS, *président.*

» ROUGIER, *secrétaire-général.*

» GARDIEN et NEPPLE, *secrétaires du bureau.* »

Ce jugement, porté par des médecins aussi éclairés que le sont ceux qui composent la Société de Médecine de Lyon, doit être pour cet ouvrage un sûr garant de succès. Il reste tel qu'il était au moment de sa présentation au concours, sauf quelques additions, dont la plus importante comprend les nouvelles tentatives faites à l'Hôtel-Dieu dans le courant de l'été de 1835, par M. Récamier, pour arriver à la destruction et à la guérison du cancer utérin, au moyen des cautérisations successives des parties malades avec les nitro-hydrochlorates d'or et de platine. Ces expériences, que j'ai suivies avec le plus vif intérêt, prouvent au moins qu'on peut attaquer avec la plus grande énergie ces désorganisations du col et d'une grande partie du corps de l'utérus sans compromettre l'existence des malades et sans leur faire courir de graves dangers. Elles formeront un complément utile à ce travail, dans lequel les praticiens trouveront, je l'espère, un tableau fidèle et complet de l'état actuel de la science sur le cancer de la matrice.

TRAITÉ

DU

CANCER DE LA MATRICE.

CONSIDÉRATIONS GÉNÉRALES.

En 1773, l'Académie des Sciences, des Belles-Lettres et des Arts de Lyon décerna une double couronne au mémoire de Peyrilhe sur le cancer. Depuis cette époque, plusieurs sociétés savantes, nationales et étrangères, ont mis au concours cette grande question pathologique, sans avoir retiré des efforts tentés pour la résoudre une satisfaction complète. Tout récemment encore, en 1830, la société de médecine de Bordeaux a proposé le même sujet de prix :

« Établir les caractères distinctifs des divers en-
» gorgemens, des ulcérations du col et du corps de
» l'utérus; exposer les meilleures méthodes de trai-
» tement qui conviennent à chacun d'eux, et pré-
» senter les cas qui nécessitent l'extirpation des par-
» ties malades. »

Cette société a été assez heureuse pour trouver dans le mémoire du docteur Duparcque un travail digne de ses suffrages, et du prix qu'elle lui a décerné.

1

Une polémique animée, qui s'est engagée sur le même sujet entre les médecins physiologistes et les praticiens qui n'ont pas adopté les principes de la médecine physiologique ou qui se sont rangés sous sa bannière avec de nombreuses restrictions, a donné naissance à plusieurs ouvrages spéciaux et à un grand nombre d'articles sur le cancer, soit dans les journaux, soit dans les dictionnaires de médecine ; et cependant, malgré ces publications multipliées et d'un mérite plus ou moins incontestable, la science ne paraît pas satisfaite sur ce point, puisque la société de médecine de Lyon invite les hommes laborieux à s'en occuper de nouveau. Ce besoin de la science, après tant de travaux entrepris et exécutés avec zèle et persévérance, prouve : 1° l'importance de la question ; 2° la difficulté de la résoudre.

S'il est en pathologie une question palpitante d'intérêt, c'est, sans contredit, celle du cancer. Depuis Hippocrate jusqu'à nos jours, tous les auteurs qui se sont occupés des généralités de la science, ont consacré un article à part à cette affection, et tous ont avoué ou ont montré l'impuissance où ils ont été d'établir son étiologie sur des données certaines et immuables.

Après avoir vu les hommes du plus grand mérite échouer dans la recherche de la nature intime du cancer, nous nous garderons bien, dans un siècle qui ne veut rien admettre sans preuve, de présenter une théorie nouvelle du cancer, qui ne manquerait pas d'avoir le même sort que toutes les théories qui l'auraient précédée. Les raisonnemens que l'humorisme et le solidisme ont enfantés tour à tour pour arriver à la démonstration d'un inconnu, l'altération primitive dont le cancer dépend, ont été, selon les temps et d'après les théories médicales en faveur, vrais pour les uns et absurdes aux yeux des autres. Ils n'ont répandu aucune lumière sur l'étiologie de cette altération; car lors même que l'on serait parvenu à assigner la part qui revient aux solides et celle que les humeurs peuvent réclamer, ce que nous sommes loin d'admettre, resterait encore à résoudre la question, bien plus importante, de savoir en quoi consiste cette altération toute spéciale des solides et des liquides qui constitue la maladie. Un voile impénétrable jusqu'à ce jour couvre l'essence de cette désorganisation ; toutes les tentatives faites pour le soulever sont restées infructueuses, comme si la nature, avare de ses secrets, se réservait le monopole des causes premières et livrait seulement à notre avide curiosité les résultats qu'elles produisent.

Ces résultats, soumis à l'appréciation de nos sens, devraient être aujourd'hui les seuls objets de nos investigations, et l'on devrait renoncer à trouver la source fatale d'où peuvent émaner ces inconcevables dégénérescences qui les constituent. Cependant, il n'en est point ainsi ; la plupart des auteurs cherchent à remonter à leur principe ; les uns croient le reconnaître dans une altération spéciale et primitive du système nerveux, les autres, et ce sont les anatomo-pathologistes modernes, considèrent ces dégénérations comme le produit morbide d'une sécrétion vicieuse déposée dans nos organes, y subissant les développemens et les transformations par lesquelles nous le voyons passer, en vertu d'une vie qui lui est propre.

Notre intention étant de faire un ouvrage d'utilité pratique, nous n'analyserons pas les travaux qui ont eu pour but de tracer la marche suivie par ces dégénérations, de les étudier sous le rapport anatomique et de les classer comme des êtres naturels ; ces recherches, d'un intérêt scientifique plutôt que thérapeutique, nous entraîneraient beaucoup trop loin. Nous préférons renvoyer, pour ce qui les concerne, aux ouvrages de Laënnec, de Bayle, de MM. Cayol et Cruveilhier, où l'on trouvera tout ce qu'a fait faire de progrès à l'anatomie pathologique l'esprit observateur de ces laborieux scrutateurs de la nature, qui ont tracé l'histoire des dégénérations connues sous les noms de tubercule, squirrhe, encéphaloïde, de manière à ne laisser rien à y ajouter. D'ailleurs, ce sont moins des généralités sur le cancer que la société de médecine de Lyon nous demande, que de bonnes considérations sur les causes, le diagnostic et le traitement du cancer de l'utérus. Aussi nous bornerons-nous à discuter quelques points théoriques de la question, qui se rattachent plus directement à la pratique. Nous serons ainsi conduit à examiner si, comme les anciens et le plus grand nombre des médecins de notre époque le prétendent, le cancer est une affection primitivement générale et qui se localise; ou si,

d'après la manière de voir des médecins physiologistes, il doit être considéré comme le résultat d'irritations morbides d'abord locales et qui se généralisent
par leur persistance, par les mauvais traitemens
qu'on leur fait subir; généralisation qui, dans ce dernier cas, n'aurait pas lieu sans l'action persistante des
causes qui la déterminent.

On conçoit d'avance l'importance d'une discussion qui ouvre à la thérapeutique une voie pleine
d'espérance, si elle décide les convictions en faveur
des opinions des physiologistes, et qui laisse au contraire la thérapeutique au point où elle se trouve,
s'il en ressort la preuve que les affections cancéreuses ne se développent que chez les individus qui en
portent le germe dans leur organisation, et que les
irritations locales, à la suite desquelles elles se montrent quelquefois, peuvent tout au plus être considérées comme des causes qui mettent en jeu la prédisposition organique dont elles dépendent.

Cela posé, on peut se demander si le cancer est
une maladie primitivement locale qui se généralise
par ses progrès, ou bien, s'il dépend au contraire d'un
état morbide primitif de l'organisme, existant d'une
manière latente et constituant dans cette période
une simple disposition.

Pour les médecins physiologistes, la première
question est résolue par l'affirmative. Le cancer est
une maladie locale toujours accompagnée d'inflammation. L'inflammation du cancer extérieur se répète par sympathie dans les principaux viscères;

màis lé cancer ne s'y développe que par suite de cette inflammation. Les progrès du cancer sont toujours en raison de l'inflammation qui s'y trouve ; il n'est pas incurable tant qu'il n'est que local. (Broussais, *Examen des doctr. méd., propos. de méd.*) Le squirrhe, les encéphaloïdes, sont toujours le résultat de l'irritation peu active et prolongée des tissus aréolaîres. Les encéphaloïdes ne diffèrent du squirrhe et des tubercules que par des nuances fort légères, parce qu'elles sont, comme eux, de l'albumine accumulée par l'irritation dans les vacuoles de ces tissus. Lorsque le mouvement de décomposition, qui se développe dans les fluides épanchés, en a produit le *ramollissement*, l'irritation s'y accroît sensiblement, et l'inflammation s'y allume. C'est alors que commence la destruction partielle de la partie engorgée, ou la désorganisation cancéreuse, pendànt que l'irritation lymphatique, qui se propage dans le tissu cellulaire de la circonférence, y prépare un nouvel endurcissement qui doit subir le sort du noyau primitif. (*Exam.*, p. 698 et p. 700). « Il est si vrai que l'irritation organique, agissant d'une manière spéciale sur les tissus lymphatiques, est la mère commune de tous ces produits, que, de l'aveu de tous les auteurs, on les voit aussi succéder aux affections syphilitiques, aux dartres, aux éléphantiasis ; ce qui prouve que le cancer n'est point une maladie particulière ni primitive, à laquelle certaines victimes furent dévouées par une fatale nécessité. Enfin, s'il m'est permis d'en appeler à mon expérience, j'a-

jouterai que, depuis que j'ai contracté l'habitude d'é-
teindre complétement l'irritation dès son début, je
n'observe plus ces dégénérescences que chez les personnes qui ont négligé les moyens de guérison dans
le principe, ou qui se sont procuré des rechutes
multipliées. »

Marchant sur les traces de son illustre maître, M. le
professeur Bouillaud, dans son article Cancer du *Dictionnaire de médecine et de chirurgie pratiques*,
adopte pleinement les principes émis par M. Broussais sur l'étiologie du cancer. Comme ce professeur,
M. Bouillaud reconnaît qu'il est difficile de séparer
nettement les symptômes du cancer de ceux qui
appartiennent à la maladie qui a été décrite sous le
titre d'inflammation chronique.

Après avoir cherché à établir l'analogie des symptômes du cancer avec ceux des phlegmasies chroniques , l'auteur ajoute : « Les productions cancéreuses se développent lentement, et sans que
l'organe où elles siégent éprouve une notable augmentation dans sa température. Elles doivent être
considérées comme des espèces de corps étrangers,
qui gênent mécaniquement les fonctions des organes qu'elles occupent. Ce n'est guère qu'à l'époque
où s'opère leur ramollissement qu'on voit se manifester les phénomènes de réaction générale. Alors,
comme dans les phlegmasies chroniques purulentes,
le teint s'altère ; il devient tantôt terne, plombé
livide , tantôt d'un jaune paille, ou d'un blanc de
cire ; une fièvre hectique s'allume, l'amaigrissement

survient, les liquides se dépravent et toutes les fonctions se détériorent. »

Sans nier les rapports symptomatologiques assez
nombreux qui existent entre la cancer et la phlegmasie chronique, on ne peut méconnaître les différences notables qui séparent deux genres d'altérations essentiellement distinctes. Si, à l'époque où
la tumeur cancéreuse se ramollit, elle présente quelques uns des symptômes locaux et de réaction qui
caractérisent les phlegmasies, quelle différence n'of-
fre-t-elle pas dans son mode de développement, obs-
scur et lent dans son principe, et sans cause appréciable, stationnaire ou progressif, mais jamais rétrograde ; d'une bénignité insidieuse, qui lui permet
d'exister pendant long-temps sans troubler l'exercice normal des fonctions; marchant avec constance
vers la terminaison qui lui est propre et atteignant,
quelquefois lentement, souvent avec une rapidité
effrayante, son degré extrême, le ramollissement et
la désorganisation! Que remarque-t-on de semblable dans la marche et la terminaison d'une phlegmasie quelconque ? Quelle comparaison peut-on
établir, sous le rapport de l'étiologie, entre l'induration phlegmasique tendant naturellement vers la
résolution ou, si elle reste stationnaire, ne passant
jamais, par cela même et surtout à cause de sa nature,
à cette dégénération qui constitue le cancer; et cette
autre induration qui n'est que le point de départ, le
premier degré du cancer, le squirrhe, enfin, presque constamment irréductible (et si je dis presque,

c'est par déférence pour des opinions graves qu'il m'en coûterait de combattre, quoiqu'elles soient en opposition avec mes convictions), ou qui, si elle disparaît, se reproduit fréquemment sous la même forme et avec les mêmes caractères, et finit en définitive par la désorganisation de tous les tissus qui la composent et par leur transformation en une matière organique spéciale, homogène, à nulle autre semblable, qui a reçu le nom d'*Encéphaloïde ?*

Cette assimilation n'est-elle pas combattue par M. Bouillaud lui-même, dans la description qu'il donne des tumeurs cancéreuses, où il admet que *ce n'est guère qu'à l'époque ou s'opère leur ramollissement qu'on voit se manifester les phénomènes de réaction générale ? Avant cette époque, elles doivent être considérées comme des espèces de corps étrangers qui gênent mécaniquement les fonctions des organes qu'elles occupent.*

Nous le demandons, est-ce ainsi qu'agissent les productions des phlegmasies chroniques? N'est-ce pas au début de leur formation qu'elles gênent le plus les fonctions des organes, et ceux-ci ne reprennent-ils pas la liberté de leur exercice au fur et à mesure qu'on s'éloigne de cette époque? C'est que ces dernières productions se résolvent en totalité ou en partie par les progrès du temps, ou bien si elles s'organisent, elles jouissent des attributs de l'organisation normale, elles s'identifient avec elle; elles en acquièrent les propriétés et en partagent les fonctions organiques.

La repullulation du cancer, soit dans l'endroit

même où il existait d'abord, soit dans des organes plus ou moins éloignés, est un fait embarrassant pour ceux qui veulent que le cancer soit une maladie primitivement locale. La faiblesse des explications que M. Bouillaud donne de ce phénomène, à peu près constant, nous fait douter de sa conviction. « Sa reproduction immédiate, dit-il, dans le lieu même qu'occupait la maladie, dépend ordinairement de ce que le mal n'a pas été extirpé jusque dans ses plus profondes racines. Ce qui reste est une espèce de *germe* au moyen duquel le cancer se développe de nouveau.

» Quant à ces cancers qu'on rencontre dans différens organes chez des individus auxquels des cancers extérieurs ont été extirpés, il est possible qu'ils existassent avant l'opération et qu'ils se fussent développés sous l'influence de causes semblables à celles qui avaient déterminé ceux de l'extérieur ; il se peut aussi que l'irritation chronique à laquelle certains cancers extérieurs doivent leur origine se communique à quelques viscères intérieurs. »

Nous répondrons à la première assertion, avec notre ancien maître, M. Boyer, ce praticien aussi consciencieux qu'habile et expérimenté, que nous avons toujours vu le cancer, lorsqu'il était bien caractérisé, se reproduire, quelle qu'eût été l'attention de l'opérateur à rechercher et à enlever toutes les parties environnantes qui offraient la plus légère apparence d'altération. Nous avons actuellement sous les yeux une malheureuse femme chez laquelle le sein droit cancéreux fut amputé il y a un an. Trois mois après l'opération, la cicatrisation de la plaie était à peine achevée, que des tubercules innombrables repullulèrent dans toute sa circonférence ; un énorme champignon s'est développé du côté de l'aisselle ; et depuis deux mois plusieurs tumeurs dures, lancinantes, se manifestent dans le sein gauche. Nous pouvons affirmer que nous avions exploré ce dernier organe avec le plus grand soin, et que nous n'y avions trouvé aucune trace d'engorgement quelconque.

Nous n'avons pas de réponse sérieuse à faire à des argumens fondés sur la *possibilité* de l'existence des cancers intérieurs, antérieurs à l'extirpation des cancers extérieurs. Dans les sciences, on ne raisonne pas sur des *il se peut*, ou bien on s'expose à des démentis qu'il est toujours sage d'éviter. Nous indiquerons plus tard ce qui nous paraît être la cause véritable de ces repullulations, sur lesquelles d'ailleurs nous aurons occasion de revenir. Poursuivons l'analyse des auteurs partisans de la localisation primitive du cancer.

La diathèse cancéreuse, dit le professeur Richerand (1), enlève tout espoir de guérison. Elle naît du vice local, tient à la résorption de la matière formée dans le cancer, et ne préexiste point à cette affection. Cette opinion est exactement celle émise par Peyrilhe en 1773 (2). Il prétendait que le can-

(1) *Nosographie chirurgicale*, pag. 386.
(2) *Dissertatio academica de Cancro.*

cer était toujours une maladie locale; mais que l'i-
chor, qui se rassemble dans les foyers intérieurs,
ou qui découle de l'ulcère, venant à être absorbé par
les vaisseaux lymphatiques, il en résultait l'infection
générale connue sous le nom de diathèse cancéreuse,
qui, d'après ce sentiment, serait toujours secondaire.
Il y a ici évidemment confusion; Peyrilhe prend la
cachexie pour la diathèse qui, nous le verrons bientôt, a une acception bien différente.

Comme Peyrilhe et M. Richerand, et comme la
plupart des auteurs qui font du cancer une maladie
primitivement locale, le docteur Robert (1) confond
la diathèse avec la cachexie, la prédisposition avec
l'infection. Expliquant les phénomènes généraux et
les repullulations du cancer par la résorption de la
matière cancéreuse, il ne peut concevoir leur existence autrement que par l'absorption du virus cancéreux fourni par une affection locale. De la tumeur
cancéreuse ramollie, ulcérée, partent toutes les irradiations sympathiques, toutes les résorptions ichoreuses qui vont porter au loin dans l'économie les
matériaux de tumeurs semblables.

A l'appui de cette opinion, M. Robert cite divers passages des auteurs qui la partagent. Bell (2),
après avoir fait un rapprochement assez curieux et
fort peu concluant entre la pratique de James Hill
qui, sur quatre-vingts personnes opérées du cancer,
en a vu seulement douze avoir des récidives ou n'être

(1) *L'Art de prévenir le Cancer au sein.* Paris, 1812, in-8.
(2) *Traité des Ulcères,* pag. 325.

pas entièrement guéries, et celle de Monro qui, sur soixante malades opérés, n'en a vu que quatre de sauvés, et, attribuant les insuccès de ce dernier praticien à sa grande réputation qui l'avait mis dans le cas d'opérer beaucoup de cancers invétérés, en conclut qu'il y a tout lieu de regarder cette maladie comme une affection locale, et non comme liée primitivement avec quelque affection du système.

Lecat (1) dit que la seule chose qu'il trouve constamment dans tout ce qui peut occasioner le cancer, c'est de l'irritation, de la douleur, de la tension et un éréthisme particulier. Les symptômes de la maladie sont évidemment pris pour ses causes par cet habile praticien, qui l'attribue à un vice purement local.

Pouteau (2) semble établir ainsi sa profession de foi relativement au siége local du cancer : « Les exemples de cancers, dit-il, qui sont la suite d'un vice interne, guéris sans retour par l'opération, sont assez multipliés pour faire voir que le bonheur d'enlever toute la cause avec ses effets, serait plus fréquent, si on se déterminait de bonne heure à l'opération. »

Les autorités de Bichat (3), de MM. Roux, Gardien, de Pinel, sont tour à tour invoquées et des passages de leurs ouvrages rapportés en preuve que le cancer est une affection primitivement locale.

(1) *Prix de l'Académie de chirurgie*, tom. 1.
(2) *OEuvres posthumes*.
(3) *Anatomie générale.*

· L'opinion du docteur Vigaroux (1) est trop explicite pour que nous ne croyions pas devoir la rapporter. « Existe-t-il, dit-il, dans les humeurs un virus
cancéreux qui se porte dans telle ou telle partie,
selon la cause occasionelle qui le détermine? ou
bien le virus prend-il naissance dans l'engorgement
cancéreux, et par l'effet du mouvement intestin qui
s'y établit? Pour résoudre cette question, il n'y a
qu'à suivre pas à pas le développement du cancer.
On observe en effet que ses principes, ses élémens,
qui existent dans le squirrhe parfait, sont tout-à-fait
innocens, et ne donnent aucun signe de leur présence jusqu'au moment où la douleur commence à
se faire sentir. Il s'établit alors d'une manière indu-
bitable un véritable mouvement fermentatif; il se
fait un centre d'irritation dans un ou plusieurs points
de la tumeur, et les humeurs, qui affluent de toutes
parts, viennent, par leur pression continuelle, augmenter l'engorgement et les douleurs. Le virus
cancéreux est le produit de cette fermentation ;
avant elle cette tumeur n'était qu'un engorgement
lymphatique simple, sans mouvement sensible , et
où la lymphe n'avait encore acquis aucune faculté
délétère. Ces engorgemens, lorsque la concrétion les
gagne, forment les racines du cancer. On voit
par là que le vice cancéreux n'existait pas avant
la formation du cancer ; qu'il est un effet, et non une
cause, et qu'il prend sa source dans la tumeur

(1) *Maladies des femmes,* t. 1.

même, par le mouvement fermentatif qui s'y excite, en raison de la chaleur et de la sensibilité de la partie où il siége ; que conséquemment toutes les acrimonies qu'on avait imaginées sont des êtres de raison, que le bon sens et la méthode de philoso- pher repoussent. »

Une comparaison fort ingénieuse, faite par M. Maunoir (2), entre le virus cancéreux et les virus variolique ou autres, a été rapportée par divers auteurs à l'appui de la thèse qu'ils soutiennent.

« L'action morbifique qui se passe après l'inoculation de la petite-vérole, ou de tout autre virus, dit cet auteur, ne peut-elle pas nous aider à concevoir ce qui se passe dans les différentes époques du développement du squirrhe ou du cancer? Depuis l'instant où le bouton de la petite-vérole ou tout autre foyer d'inoculation a paru, jusqu'à l'invasion de la fièvre, il y a matière contagieuse avec laquelle on peut inoculer. Cependant, si on enlève ce bouton, ou si on le brûle, la maladie ne se développera pas. Quelle que soit la manière d'être du cancer, il est probable que sa marche a quelque chose d'analogue à celle des maladies dont je viens de parler. Sans nous fatiguer à des recherches vraisemblablement inutiles sur son origine, l'expérience nous apprend qu'il est *le plus ordinairement à sa naissance une maladie locale, et susceptible*

(1) Réflexions et observations sur le Cancer, imprimées dans les *Annales de Montpellier*.

de destruction, et pour qu'il devienne une maladie constitutionnelle, il faut qu'il ait subi une certaine altération qui ait favorisé l'absorption d'un principe particulier, lequel déterminera l'infection générale ; mais ce en quoi cette action diffère beaucoup de celle des autres affections contagieuses, c'est que le temps nécessaire pour que le travail qui prépare l'infection générale soit achevé, varie singulièrement ; que rien n'annonce cette époque fâcheuse ; et que, lorsqu'elle a lieu, il en résulte moins un développement de tumeurs cancéreuses dans différentes parties du corps, qu'une augmentation dans le volume de la principale, et dans la rapidité de tous les accidens. »

Cette comparaison péchant par sa base, puisque l'un de ses termes est connu tandis que l'autre est une supposition purement gratuite, elle ne peut soutenir un examen sérieux. Personne ne méconnaît la propriété contagieuse du virus variolique ; mais qui a constaté l'existence du virus concéreux ? Bien plus, les expériences faites à l'hôpital Saint-Louis sous les yeux de M. Alibert, et auxquelles M. Robert se soumit lui-même, ainsi que plusieurs médecins et élèves en médecine, avec un courage et un dévouement aux intérêts de la science dignes d'éloges, à l'effet de constater si le pus des ulcères cancéreux pouvait, par l'inoculation, transmettre une maladie semblable à celle dont il était le produit, n'eurent que des résultats négatifs. Le pus d'un ulcère cancéreux du sein, inoculé au bras de

MM. Robert, Fayet, Le Noble, Durand et Biett, y détermina une légère douleur lancinante, semblable à celle d'une piqûre d'épingle. Il se manifesta un léger gonflement et une aréole rouge autour de la piqûre; un peu de pus blanchâtre s'y forma. Le troisième jour, le gonflement était à peine sensible; le quatrième jour, desséchement du pus qui s'était converti en croûte; le cinquième jour, la croûte était tombée; il restait une légère tache rouge. Ce phénomène était évidemment le résultat de l'irritation produite par la lancette. Nul autre dérangement ne survint dans la santé des médecins courageux soumis à l'expérience; il n'y eut chez eux aucune communication de la maladie cancéreuse; la propriété contagieuse de l'ichor fourni par un horrible ulcère cancéreux dut donc être rejetée par les expérimentateurs, comme elle est rejetée depuis eux par tous les praticiens.

Mais si ces expérimentateurs n'avaient pas eu la petite-vérole, s'ils n'avaient pas été vaccinés et qu'on leur eût inoculé du pus pris dans un bouton variolique, ils auraient éprouvé, selon toute probabilité, une maladie semblable à celle dont le bouton aurait fourni l'agent de transmission. Voilà comment agit un virus et comment il décèle son existence par son active contagion, évidente à tous les yeux.

Cette propriété contagieuse n'existant pas dans l'ichor cancéreux, il ne saurait être assimilé aux maladies virulentes dont le caractère essentielle-

ment distinctif est de se transmettre par inocu-
-lation.

On ne peut pas confondre non plus la variole
avec le cancer, sous le rapport de l'aptitude de
l'organisme à contracter l'une ou l'autre maladie.
L'aptitude variolique est inhérente à l'espèce humaine; tôt ou tard elle fait explosion et donne lieu
à une série de phénomènes morbides qui l'anéan-
tissent à jamais; l'individu chez lequel la petite-vérole s'est développée et a parcouru régulièrement
ses diverses périodes, peut se considérer comme à
l'abri de tout retour d'une maladie semblable; il
est inapte désormais à la contracter de nouveau.

Mais si on enlève, nous ne disons pas un cancer
confirmé, mais une tumeur squirrheuse, dure, indolente, qui ne s'accompagne encore d'aucun indice de retentissement morbide dans l'économie,
pourra-t-on avoir l'assurance que la maladie sera
éteinte dans sa source, que la funeste aptitude à sa
reproduction sera détruite en même temps que le
symptôme sous lequel elle se manifestait obscuré-
ment? Malheureusement l'expérience a répondu
négativement. Elle a prouvé au contraire que, tandis que la variole débarrasse l'économie d'une aptitude morbide, l'extirpation d'une tumeur cancéreuse, avec quelque soin qu'on la fasse, quelque
rapprochée qu'elle soit de l'époque de son apparition, et quoique la participation de l'organisme au
principe morbide dont elle émane soit nulle en
apparence, laisse l'économie dans la même prédis-

position et empêche rarement la reproduction plus ou moins tardive de la maladie.

Pour que le cancer repullule ou se reproduise dans des organes plus ou moins éloignés du point où son extirpation avait été faite, il n'est pas nécessaire que la tumeur extirpée fût parvenue à la période du ramollissement et de la suppuration. La cause de cette reproduction ne saurait être, dans ce cas, dans la résorption d'un virus que nous n'admettons pas, ni dans celle de la matière ichoreuse qui n'est point encore formée, et que d'ailleurs les expériences faites à l'hôpital Saint-Louis nous montrent inapte à ce mode de transmission. Cette cause est ailleurs ; elle est dans l'organisme même, elle en est une modification morbide particulière sans laquelle le cancer ne saurait avoir lieu et, à plus forte raison, ne saurait se reproduire.

Nous aurions beaucoup d'autres citations à faire pour compléter l'histoire du cancer, telle que les médecins physiologistes l'ont faite. Mais ces citations allongeraient beaucoup notre travail, sans résoudre les difficultés inhérentes au sujet qui nous occupe. D'ailleurs, les occasions de revenir sur les principes des physiologistes se présenteront de nouveau, et tout naturellement, lorsque nous nous occuperons du mode de développement et du traitement des maladies cancéreuses de l'utérus.

Nous allons passer maintenant à l'examen de la seconde proposition, savoir, si le cancer dépend d'une disposition organique particulière, mise en action par les causes déterminantes locales ou accidentelles, et pouvant aussi se développer spontanément sans l'intervention d'aucune cause apparente.

Si, depuis Peyrilhe, la plupart des auteurs se sont accordés à considérer le cancer comme une maladie locale dans son principe, et qui ne devient constitutionnelle qu'au bout d'un certain temps et dans des conditions données, avant Peyrilhe et jusque dans l'antiquité la plus reculée, l'opinion contraire, celle qui considérait le cancer comme une maladie primitive de l'organisme, était universellement admise.

C'est dans cette pensée qu'Hippocrate recommande, dans un de ses aphorismes (1), de ne point toucher au cancer occulte; car tout traitement ne ferait qu'accélérer la mort du malade, qui vit encore long-temps lorsqu'on le laisse en repos.

« Avec des soins, dit Celse (2), on peut adoucir le caractère du carcinome qui se manifeste surtout à la face et aux mamelles; mais il faut bien se garder de l'irriter; on le combat par le caustique, le fer rouge ou le bistouri; mais toutes ces méthodes ne sont d'aucune utilité, parce que la maladie ne fait qu'empirer après la cautérisation, et on le voit d'ordinaire récidiver après l'extirpation, même après la formation de la cicatrice, et conduire le ma-

____

(1) Section 6, aph. 38.
(2) *De re medicâ*, lib. 5, cap. 28, § 2, pag. 186.

lade plus rapidement à la mort qu'il n'y serait allé sans l'opération. » Celse convient cependant que ces moyens peuvent être employés au début du mal ; mais quand il s'aggrave, on doit se borner aux calmans et aux palliatifs.

Depuis Hippocrate et Celse, de grandes discussions s'établirent sur l'utilité ou l'inutilité de l'opération. La plupart des médecins arabes conseillent d'y avoir recours; d'autres, tels que Lanfranc, Léonhard de Bertapaglia, Jean Tagault, Amatus Lusitanus, Ambroise Paré, prescrivent de s'en tenir aux palliatifs. Amatus Lusitanus cite un grand nombre d'exemples de cancers qu'un traitement palliatif a maintenus pendant long-temps dans un état benin et stationnaire ; mais qui se couvrirent d'affreux ulcères et amenèrent la mort dès qu'on les attaqua par le fer, le feu ou les caustiques. Cependant il assure avoir vu, à Venise, l'amputation d'un sein cancéreux procurer une guérison radicale (1).

Il serait facile d'accumuler ici des noms plus ou moins célèbres que les historiographes de la science ont fait connaître ; mais ce serait surcharger notre travail de détails historiques qui ajouteraient très-peu à l'intérêt qu'il peut offrir. Les débats d'ailleurs chez la plupart de ces auteurs ne roulent point sur la nature et le siége de la maladie, mais bien sur sa curabilité ou son incurabilité, sur la préférence à donner aux médicamens internes ou aux applica-

____

(1) Sprengel, *Hist. de la Médecine.*

tions extérieures, ou à telle ou telle méthode opératoire; et, après avoir parcouru tous leurs écrits,
on n'est pas beaucoup plus avancé sur la question
de savoir si le cancer est une maladie primitivement
locale, ou générale dès son principe.

Quelques hommes de mérite, tels que Laënnec,
Bayle et M. Cayol, qui ont fait des altérations pathologiques des organes l'objet de leurs recherches
et de leurs études, tout en reconnaissant la multi-
plicité des formes sous lesquelles les dégénérations
cancéreuses se présentent, n'ont pas hésité à faire
dépendre toutes ces dégénérations d'un principe
morbide unique, identiquement le même quels que
soient les tissus qu'il affecte et à quelque époque de
son développement qu'on le considère. Peut-être
ces auteurs sont-ils allés trop loin en isolant pour
ainsi dire ces dégénérations des actions morbides
qui les produisent et en faisant des espèces de parasites jouissant, dès leur formation, d'une vie propre,
soumise dans ses développemens successifs à un
mode d'action particulier. Ce n'est pas le lieu d'examiner la valeur de cette opinion des anatomo-pathologistes que nous venons de citer, touchant la
formation des *tissus accidentels*. Nous devons bien
plutôt nous arrêter à leur manière d'envisager la
question qui nous occupe.

Bayle et M. Cayol (1) pensent qu'il existe une
disposition intérieure qui suffit, dans certains cas,

---

(1) *Dict. des sc. méd.*, art. *Cancer*, pag. 670.

pour donner lieu au cancer, sans laquelle toutes les causes extérieures, soit locales, soit générales, ne peuvent jamais produire cette maladie. Sans chercher à expliquer ni à défendre cette disposition intérieure, qui est et sera peut-être toujours inconnue dans son essence, ces auteurs la désignent par les noms de *diathèse cancéreuse* ou *disposition au cancer*. « C'est cette disposition qui est la véritable cause de la récidive du cancer après l'extirpation ; c'est à elle qu'est dû le développement simultané ou successif de plusieurs maladies cancéreuses dans divers organes souvent très-éloignés les uns des autres. La disposition au cancer peut exister longtemps, et même toute la vie, sans se manifester par aucun signe extérieur, et sans produire aucune maladie cancéreuse. Elle n'a pas toujours le même degré d'intensité. De là vient, sans doute, qu'une irritation légère suffit quelquefois pour provoquer le développement d'un cancer, tandis que dans d'autres cas cette maladie a besoin, pour se déclarer, du concours de plusieurs causes occasionelles très-puissantes. La diathèse cancéreuse n'existe pas toujours également dans toutes les parties du corps : certains individus paraissent disposés spécialement au cancer de la peau ; d'autres au cancer des glandes, ou de tout autre système. »

La préexistence de la diathèse cancéreuse au développement de l'affection locale qui constitue le cancer, est un fait démontré pour nous ; toutes nos convictions lui sont acquises ; ce fait réunit en sa fa-

veur toutes les preuves que l'expérience et le rai-
sonnement peuvent fournir. Sa reconnaissance rend
merveilleusement compte de la repullulation du
cancer, de son apparition simultanée dans des points
éloignés les uns des autres, dans des organes et des
systèmes organiques essentiellement différens, de la
généralisation de la maladie observée souvent bien
avant l'époque de ramollissement et de suppuration
de la tumeur qui, au dire des adversaires de cette
opinion, serait le point de départ de l'infection générale; on ne concevrait pas comment cette tumeur
dure, indolente, ne contenant aucune collection de
liquide, pourrait être un foyer d'infection pour toute
l'économie. Lorsque cette tumeur se ramollit, lorsqu'elle passe à l'état de suppuration et d'ulcération,
elle fournit les matériaux d'une résorption morbide;
mais elle produit alors la cachexie cancéreuse, état
pathologique bien différent de celui qui constitue
la diathèse. La diathèse exprime une manière d'être
particulière de l'organisme; elle est la cause latente de la maladie; la cachexie au contraire n'a
lieu qu'à une époque avancée de la maladie, elle en
est un résultat. Elle détermine à son tour des accidens généraux, qui n'ont rien d'analogue à ceux
tout particuliers qui appartiennent à chaque espèce
de diathèses, et qui font le caractère spécial de chacune d'elles.

Toutes les causes déterminantes du cancer ne
font que mettre en jeu la diathèse cancéreuse. Dans
l'absence de celle-ci, ces mêmes causes ou sont sans

effets si elles ont peu d'intensité, ou provoquent, si elles sont assez puissantes, des maladies inflammatoires ou autres, qui ne sont jamais susceptibles de dégénérer en cancer. Les altérations organiques auxquelles elles donnent lieu ont des caractères anatomiques distincts et qui leur sont propres ; elles ne dégénèrent en cancer que chez les personnes qui sont prédisposées à cette maladie. Elles sont le début, le premier degré d'une tumeur cancéreuse, dont l'inflammation a été seulement la cause accidentelle. Toutes ces causes ne sont que l'occasion du développement du cancer ; c'est ce qui fait dire à Delpech (1) : « Que tout cancer, dès son origine, est le symptôme d'une diathèse particulière dont on ne connaît ni le principe, ni le siége primitif. D'où il résulte que le cancer doit toujours être considéré, et dans tous ses temps, comme étant une affection constitutionnelle. » Cet habile praticien adoptait dans tous ces points cette sentence remarquable de Celse (2): « *Quidam ferro adusserunt, quidam scalpello exciderunt, neque ulli unquam medicina profuit ; sed adusta protinùs concitata sunt et increverunt, donec occiderent ; excisa, etiam post inductam cicatricem, tamen reverterunt et causam mortis attulerunt.* »

La théorie qui considère l'inflammation comme la cause prochaine du cancer n'échappe pas à la loi

(1) *Dict. des sc. méd.*, art. *Cancer*, p. 181.
(2) Corn. Celsus, *De re med.*, lib. v, cap. ii, sect. xiv.

de la diathèse. Lorsqu'une lésion physique détermine l'engorgement et l'induration d'une glande du sein, par exemple, la résolution s'en opère quelquefois assez facilement par un traitement antiphlogistique; plus souvent, cette résolution se fait attendre assez long-temps, ce qui dépend de la lenteur avec laquelle s'exécutent les actes vitaux de ce système organique; mais dans quelques circonstances le même engorgement dû aux mêmes causes, traité de la même manière, résiste avec opiniâtreté; on épuise en vain toutes les ressources de la thérapeutique; il ne se résout point; il reste plus ou moins long-temps stationnaire dans un état d'indolence qui en impose, et puis au milieu des apparences d'une santé florissante, sans motif nouveau, il sort de son inertie, et il fait rapidement des progrès effrayans; et néanmoins cette induration n'avait offert aucun signe d'inflammation pendant des années entières; on ne saurait donc l'attribuer à l'inflammation.

« Si l'on considère que, dans cette même circonstance, il n'est pas très-rare de voir les symptômes cancéreux se développer simultanément et dans la partie frappée, et dans d'autres systèmes plus ou moins distans de celle-ci, on ne peut se dissimuler que l'inflammation n'a dû agir qu'en mettant en jeu cette disposition à la maladie qu'on a désignée sous le nom de *diathèse* cancéreuse. Cette proposition acquerra encore plus d'évidence, si l'on fait attention au phénomène qui a lieu lorsque les organes cancéreux viennent à se développer spontanément et sans cause connue, sans aucune inflammation (1). »

L'inflammation est une des causes les plus efficaces du développement du cancer ; mais jamais elle ne suffit, elle seule, pour le produire chez les personnes dont l'organisme n'y était pas prédisposé. Si, dans la marche et les progrès du cancer, l'inflammation se développe dans les tissus environnans ; si la tumeur qui le constitue présente dans le ramollissement, dans les douleurs dont elle est le siége, dans les sympathies nerveuses qu'elle réveille, quelques uns des symptômes de l'inflammation, le cancer agit alors évidemment comme cause, et il ne saurait être dans ce cas l'effet de l'inflammation qu'il produit, comme le prétend le docteur Fearon, dans le passage suivant de son ouvrage sur le cancer.

« L'inflammation a été mise au nombre des causes du cancer, et j'avoue que, depuis quelques années, j'ai fait plus d'attention à cette cause qu'à toutes les autres : je n'entrerai dans aucune recherche physiologique sur la nature ou l'origine de cette inflammation ; mais la méthode que j'ai suivie dans le traitement de cette maladie, et par laquelle j'ai eu de grands succès, est entièrement fondée sur le principe ou la supposition que l'inflammation est invariablement et universellement liée avec sa cause prochaine (2). »

On a lieu de s'étonner que des praticiens distin-

(1) Rouzet, F. Jh. Léon, *Recherches et observations sur le Cancer*. Paris, 1818, in-8.

(2) A Treatise on Cancers, by Henry Fearon, surgeon to the Surrey dispensary. 3e édit., 1790.

gués aient voulu assimiler la marche des inflammations chroniques à celle des affections cancéreuses. « Pour bien se convaincre, dit M. Alibert (1), des différences qu'elles nous présentent, il suffit d'examiner avec quelque attention le génie particulier de toutes les souffrances qui accompagnent ces dernières, leur période d'acuité et de fureur, leur temps de calme et leur temps de silence, leurs effets désorganisateurs, l'état de décomposition qu'elles introduisent dans les tissus. »

Mais c'est à M. Gendrin que revient la gloire d'avoir établi d'une manière évidente les caractères anatomiques qui distinguent et séparent les affections cancéreuses des inflammations. L'importance du chapitre que ce médecin a consacré dans son ouvrage (2) à la solution de cette question nous fait un devoir d'en consigner ici un long extrait; c'est ce que la science possède de mieux sur ce point.

M. Gendrin s'efforce d'établir les caractères anatomiques distinctifs entre les tissus squirrheux et carcinomateux et les tissus enflammés. D'après cet observateur laborieux, l'inspection des tissus squirrheux et carcinomateux signale deux degrés de la même affection. L'état squirrheux peut être considéré comme le premier degré de l'état carcinomateux ou cancéreux, qui peut aussi être primitif.

(1) *Monographie des Dermatoses.*

(2) ***Hist. anatom. des Inflammations***, tom. II, pag. 603 et suiv.

La confusion du squirrhe avec une phlegmasie chronique, qui est possible pendant la vie, ne peut avoir lieu à la dissection.

« Les tumeurs squirrheuses sont ordinairement mamelonnées, dures, inégales ; leur dureté et leur résistance sont différentes dans les diverses parties de leur surface ; l'inflammation chronique au contraire présente une tuméfaction lisse, unie, égale. S'il y a différence de dureté et de rénitence, c'est qu'il s'est formé quelques foyers de suppuration dont les parois sont nécessairement plus flexibles au toucher ; c'est dans cette dernière circonstance que la difficulté du diagnostic est la plus grande ; car, si le squirrhe passe à l'état qu'on appelle cancer latent lorsqu'il commence à se ramollir, il se présente aussi des points plus mous et moins rénitens. A cette même époque, les douleurs, auparavant très-légères ou nulles par le toucher, augmentent et souvent diffèrent très-peu et même ne diffèrent pas de celles des tumeurs inflammatoires chroniques. Il faut noter que cette autre différence, déduite des inégalités senties au toucher des tumeurs squirrheuses, n'est pas constante ; il arrive quelquefois, rarement à la vérité, que les squirrhes sont lisses et unis sans aucune bosselure. »

La dissection révèle les différences ; la tumeur squirrheuse se présente au milieu du tissu cellulaire ou du tissu propre des organes, ordinairement complétement sain et exempt d'altération. La tumeur est limitée par une espèce de kyste celluleux, complétement pâle; des vaisseaux assez volumineux, ordinairement veineux, rampent dans le tissu cellulaire serré qui forme les parois du kyste; les limites du squirrhe sont assez exactement arrêtées pour qu'en tirant la tumeur on pût l'arracher entièrement, sauf quelques prolongemens squirrheux allant dans la profondeur des parties, mais qui ne se développent guère que quand la dégénération cancéreuse approche.

Si la tumeur inflammatoire est développée dans le tissu de l'organe même qu'on dissèque, elle n'est jamais exactement et rigoureusement limitée, le tissu autour d'elle n'est jamais refoulé; une arborisation vasculaire et capillaire recouvre la tumeur; le tissu présente une coloration plus rouge que dans l'état physiologique, tandis qu'elle manque dans le squirrhe.

Le squirrhe dans son épaisseur est divisé en masses lobuleuses qui forment les mamelons et les éminences de la surface de la tumeur. Les lobules sont réunis par du tissu cellulaire serré. Souvent dans leurs intervalles on trouve des portions du tissu qu'occupe le squirrhe, qui ont conservé leurs caractères anatomiques.

Le tissu squirrheux ressemble beaucoup à la couenne de lard, sa consistance approche quelquefois de la dureté du cartilage; il est demi-transparent, d'un blanc légèrement bleuâtre. Si on le place sur un fer chaud, il se condense, se charbonne et ne se fond pas; pressé dans du papier joseph, il ne le graisse pas. L'aspect du squirrhe est identique dans toutes les parties.

Les tissus enflammés d'une manière chronique sont toujours colorés, mats, infiltrés ou injectés de sang ; ils n'ont jamais cette disposition lobulaire constante dans les squirrhes. Ils se comportent différemment selon les parties d'où ils proviennent, avec le feu, l'eau et les différens réactifs, tandis que le tissu des squirrhes se comporte toujours de la même manière, quelle que soit la partie dans laquelle il s'est formé.

Le tissu squirrheux ne tarde pas à se ramollir et à se convertir en une matière encéphaloïde, qui a l'aspect de la substance médullaire du cerveau.

Jamais une tumeur inflammatoire chronique ne ressemble à un squirrhe ramolli. Dans la phlegmasie chronique qui suppure, le tissu enflammé se ramollit bien ; mais il reste organisé ; ce n'est que dans un point seulement qu'il se désorganise ou se déchire par l'action dilatante du fluide qui y est sécrété.

L'ulcère cancéreux se présente avec les caractères suivans : il est d'une forme irrégulière, mal arrêtée ; sa surface est bosselée, inégale, parsemée de végétations mollasses, blafardes, rouge-livides. Dans les premiers jours de l'ulcération, la surface du cancer est rouge unie ; mais cet aspect disparaît bientôt, à moins que l'ulcère n'ait son siége dans un tissu très-serré, auquel cas il persiste plus long-temps, comme on voit cela arriver à la matrice. Si l'on parcourt avec le doigt le fond de cet ulcère, on sent des du-

retés, des inégalités, dues à des portions de squirrhe
qui ne sont pas encore entièrement ramollies. Les
bords de l'ulcère sont rouges, grisâtres, renversés
en dehors, dentelés et sinueux ; ils sont durs au
toucher par place, et mous dans d'autres points ;
la pression fait saillir de leur épaisseur de la matière cérébriforme et de la sanie.

L'ulcère s'étend par la destruction successive de
ses bords, qui tombent en déliquium grisâtre,
d'une odeur repoussante, ou par une petite ulcération secondaire qui se fait sur une partie du bord
renversé, et qui, en le détruisant, augmente ainsi
l'étendue de la principale solution de continuité.
Lorsque l'ulcère a fait de grands progrès, il est habituellement tapissé à son fond d'une couche putrilagineuse d'une substance molle, grisâtre, horri-
blement fétide.

Dans les ulcères chroniques non cancéreux, on
ne trouve jamais au toucher ces duretés qu'à côté
même d'une sorte de ramollissement du tissu. La
résistance peu considérable de leurs callosités donne
au tact une impression toute différente. Dans les ulcères inflammatoires, jamais on ne voit cette matière cérébriforme, cet ichor si corrosif et si fétide,
ce putrilage qui détruit les parties, et qui a plus
d'une analogie avec la pourriture d'hôpital ; les
bords ne sont pas non plus durs, renversés, résistans, fragiles, formés de tissus hétérogènes décélés
par le toucher.

Les ulcères cancéreux commencent quelquefois

immédiatement par l'infiltration de la substance squirrheuse ou cérébriforme dans un tissu. C'est à ce mode primitif de dégénération que doivent être attribués les ulcères cancéreux primitifs qui suivent une marche assez lente. Ce mode de dégénération par infiltration est très-commun dans les os, dans le tissu de l'utérus et dans celui de la peau, où il constitue les ulcères *noli me tangere*. Chez un individu qui se trouve sous l'influence de causes propres à la production des dégénérations dont nous parlons, l'infiltration squirrheuse peut être appelée par l'irritation sur un ulcère primitivement scrofuleux ou vénérien, ou même sur une plaie : des maladies d'abord inflammatoires deviennent ainsi cancéreuses.

Les portions de la trame du tisssu qui se trouvent enveloppées dans la matière squirrheuse ou cérébriforme infiltrée et non ramollie, ne présentent aucune altération quand cette substance est à l'état de crudité. Mais lorsque cette substance est ramollie ou passée à l'état d'ichor ou de détritus fétide, les portions du tissu de l'organe qui se trouvent au milieu sont toujours enflammées à un degré plus ou moins marqué : au degré de phlegmasie chronique modérée, si l'ulcération ou le ramollissement s'opèrent lentement ; ou à un haut degré de phlegmasie aiguë, si l'ulcère est ouvert et s'est étendu avec rapidité. Dans quelques cas même, ces portions de tissu sont évidemment gangrenées ; l'ulcère alors devient très-rapidement phagédénique.

Ces faits établissent, d'une manière incontestable , que, si l'inflammation n'est pas nécessaire pour qu'un squirrhe se forme, elle est nécessairement liée à son ramollissement et à sa conversion en ulcère.

Si l'on dissèque un ulcère chronique simplement inflammatoire , on peut bien trouver le tissu induré au point de présenter une consistance assez grande et squirrheuse en apparence ; mais toujours il est d'une coloration au moins légèrement rouge , et le plus souvent tout-à-fait rouge ; jamais on ne trouve rien en lui qui ressemble au tissu cérébriforme cru ou ramolli. Quelquefois le tissu est bien infiltré de pus plus ou moins séreux ; mais cette infiltration, qui ne change ici ni sa couleur ni sa structure, n'est pas pareille à cette infiltration squirrheuse qui fait voir des stries longitudinales, et des granulations volumineuses de matière squirrheuse plus ou moins ramollie, interposées entre les molécules intégrantes du tissu. Le pus des ulcères chroniques est loin d'avoir les qualités irritantes de l'ichor. Le putrilage grisâtre , produit de la destruction des parties, n'est ni si épais ni si abondant que dans les plaies affectées de pourriture d'hôpital. Il est d'une couleur jaune grisâtre , tandis que celui de la gangrène nosocomiale est d'un gris blanchâtre , pulpeux , d'une odeur différente , et ne coïncide d'ailleurs ni avec le renversement des bords de la plaie , ni avec une sécrétion ichoreuse comme celle du cancer. »

M. Gendrin discute le point de la doctrine physiologique qui ne voit dans le cancer qu'un mode de l'inflammation. Il combat cette assertion avec les armes que lui donne l'histoire anatomique des tissus enflammés, comparée à celle des tissus squirrheux et carcinomateux. Les différences tranchées qui existent entre ces deux ordres d'altérations pathologiques, et dont la preuve résulte de ses nombreuses observations et de ses recherches minutieuses en anatomie pathologique, l'autorisent à terminer par les propositions suivantes ce chapitre de son excellent ouvrage :

« En résumé, les cancers ne sont point des inflammations ni des suites d'inflammation ;

1° Parce qu'ils se manifestent dans les tissus par des caractères essentiellement différens de ceux de l'inflammation ;

2° Parce qu'ils ne sont pas nécessairement précédés de phlegmasie ;

3° Parce que l'inflammation ne rend pas compte des accidens qu'ils déterminent, ni des désordres qui les caractérisent ;

4° Parce qu'ils ne naissent jamais uniquement de l'influence des causes propres aux phlegmasies, et ne s'annoncent pas par les mêmes symptômes;

5° Parce qu'ils sont précédés de la formation d'un tissu organisé, d'une nature et d'un aspect autres que les tissus altérés par une phlegmasie;

6° Parce que la formation de ce tissu, soit en masse, soit infiltré dans les mailles des organes, s'explique naturellement et simplement, sans ré-

pugner à la saine physiologie, par une altération
de nutrition qui se caractérise par la sécrétion, dans
la partie malade, d'une substance qui s'organise
d'abord et se désorganise ensuite, en se ramollis-
sant et en tombant en détritus à une certaine époque de sa durée ;

7° Parce que les substances squirrheuses et carcinomateuses sont identiques dans tous les tissus
quelconques, tandis que l'inflammation et les désordres qu'elle produit ne sont jamais parfaitement
semblables dans chaque tissu ; circonstance qui explique bien que la phlegmasie, étant une maladie
des tissus, est modifiée par leur vitalité et par leur
organisation particulière ; tandis que le cancer, résultant de la formation primitive d'une substance
morbide qui lui appartient et qui la constitue, n'est
jamais, comme l'inflammation, assujettie primitivement à l'état particulier des organes au milieu
desquels il se développe, puisqu'il ne les intéresse
que secondairement. »

On ne peut établir d'une manière plus tranchée
les caractères anatomiques qui distinguent le cancer
des phlegmasies, que vient de le faire notre laborieux confrère. Ces caractères distinctifs, joints aux
faits journellement fournis par l'observation clinique, et qui sont de nouvelles preuves de l'exactitude
de cette distinction, séparent formellement deux
genres de maladies qu'on s'efforcerait vainement de
confondre.

S'il était nécessaire de fournir d'autres preuves à

l'appui de cette vérité, on les trouverait dans les repullulations du cancer, si ordinaires après son extirpation, et qui n'ont jamais lieu à la suite des
phlegmasies chroniques. La reproduction du cancer,
dans le lieu même de son extirpation ou dans un
point plus ou moins éloigné, est un des phénomènes
les plus remarquables de ce genre d'altération organique. Sa constance est telle, que les chirurgiens,
et M. le professeur Roux (1) lui-même, qui regarde
le cancer comme une maladie locale dans le principe, ne manquent pas, après l'ablation d'une tumeur, d'examiner avec soin sa nature, et, s'ils la reconnaissent cancéreuse, de porter sur les suites de
l'opération un pronostic défavorable. La tumeur
est cancéreuse, tôt ou tard elle se reproduira; voilà
le jugement que nous avons souvent entendu prononcer à l'hôpital de la Charité de Paris, et presque toujours nous avons vu ce jugement se confir-
mer, lorsqu'il nous a été possible de suivre et d'observer pendant long-temps les malades qui avaient
été opérés.

Les repullulations proviennent de la diathèse et
lui servent en même temps de preuve. Nous ne concevons pas, en effet, que l'on pût expliquer autrement que par une disposition organique particulière de l'individu, le développement simultané et
sur des points divers d'un plus ou moins grand

(1) *Quelques vues générales sur le Cancer*, Œuvres chirurg. de Desault. T. 3, p. 421.

nombre de tumeurs cancéreuses, la repullulation de la maladie dans le centre ou sur la circonférence de la plaie même qui est résultée de son ablation, et, dans les cas rares où l'on a le bonheur d'obtenir une guérison locale complète et durable, l'apparition nouvelle de la maladie dans un organe quelquefois fort éloigné de celui qu'elle avait affecté dans le principe.

Vainement nous dira-t-on que la maladie repullule parce qu'elle n'a pas été extirpée complétement ; nous répondrons que nous avons vu cette repullulation dans les cas où il ne pouvait rester aucun doute d'une complète extirpation , comme dans l'extraction d'une glande isolée et mobile du sein , dans l'amputation d'un testicule induré , le cordon paraissant sain. Nous demanderons à notre tour pourquoi les tumeurs cancéreuses seules jouissent de la funeste prérogative de se reproduire, tandis que les autres tumeurs et les produits anormaux de l'inflammation en sont totalement privés; et si cette singulière prérogative du cancer ne suffit pas pour établir entre lui et toutes les autres productions pathologiques une ligne de démarcation tranchée.

Il est néanmoins une disposition organique des tumeurs cancéreuses qui rend leur repullulation moins fréquente, si elle ne la prévient pas constamment : c'est lorsqu'elles sont enkystées. M. Récamier nous affirmait qu'il ne voyait jamais les cancers enkystés se reproduire après l'extirpation ou lors-

qu'il les avait fait disparaître par la compression.
Il semble que la membrane qui forme le kyste ga-
rantisse les tissus environnans et les préserve des
influences morbides du voisin dangereux dont ils
se trouvent ainsi séparés.

La diathèse cancéreuse dans son principe est-elle
générale ou est-elle locale?

Il est difficile de répondre catégoriquement à
cette question. Si le développement du cancer s'ef-
fectuait toujours sous l'influence d'un agent extérieur ou sous celle d'un agent introduit par absorption, on pourrait en conclure que la maladie est
primitivement locale. Mais, s'il est impossible d'assigner aucune cause à la première apparition de cette
glande du sein, grosse comme un grain de millet,
puis comme un pois, et comme un œuf de poule
quand on l'extirpe ; à cet engorgement squirrheux
du col de la matrice chez cette femme vierge encore
et d'une vie régulière et irréprochable : force est bien
alors de reconnaître que le principe du mal existait
dans l'organisme même; et, que son développement
ait été spontané ou qu'il ait été provoqué par une
cause accidentelle, il n'en est pas moins certain
qu'il n'a pu avoir lieu que sous l'influence d'une
diathèse particulière.

D'un autre côté, l'expérience nous apprend que
cette disposition morbide que nous nommons diathèse se manifeste d'abord par des symptômes locaux, qui seuls nous donnent l'idée de son existence.
S'arrêtant à cet aperçu, les partisans de la locali-

sation primitive du cancer se hâtent de faire disparaître le symptôme local de la maladie, dans l'espérance de prévenir sa généralisation. Quelquefois ils
réussissent, comme si, en faisant avorter ce premier
effort de manifestation de la diathèse, ils la privaient
d'un foyer où elle aurait puisé de nouvelles forces,
ils l'arrêtaient dans sa marche et la faisaient rentrer
dans cet état latent où elle était peut-être depuis
long-temps, lorsqu'elle s'est montrée pour la première fois.

Il est difficile néanmoins d'admettre qu'une diathèse pourra naître d'un état morbide local. Cette
propriété de se généraliser appartient aux maladies
locales produites par des virus, et nous avons vu
que le cancer différait essentiellement des maladies
virulentes. Nous ne saurions donc établir de comparaison sous ce rapport entre un ulcère syphilitique
primitif, qui ne se généralise qu'après avoir parcouru localement plusieurs de ses périodes, et une
tumeur squirrheuse, qui se développe spontanément par suite d'un vice constitutionnel. Le virus
syphilitique produit l'ulcère, et de celui-ci partent
les résorptions qui généralisent la maladie. La diathèse cancéreuse donne naissance à la tumeur et à
l'ulcération cancéreuses; primitivement générale,
elle se localise en quelque sorte par ces symptômes,
sans cesser d'être générale. Elle ne vient point de la
tumeur et de l'ulcère; elle les engendre avec les
traits particuliers qui les distinguent.

L'hérédité du cancer doit être la conséquence de

la diathèse. Les maladies héréditaires ne nous paraissent rien moins que prouvées ; les dispositions héréditaires sont un fait incontestable. Si, dans l'espèce humaine, la transmission par voie de génération des qualités physiques et morales sont moins constantes et moins saillantes que dans les animaux, elles n'en sont pas moins réelles chez un grand nombre d'individus, où on les retrouve après un examen attentif. Il paraît donc naturel d'admettre la transmission des pères aux enfans de ces dispositions morbides que nous nommons diathèses. Des scrofuleux engendrent des enfans prédisposés aux scrofules ; des phthisiques et des cancéreux, des enfans qui naissent avec la disposition à la phthisie et au cancer. Voilà comment nous concevons l'hérédité, non pas de la maladie elle-même, mais de la disposition organique nécessaire à son développement. S'il était nécessaire de donner des exemples de cette hérédité prédisposante, nous en trouverions dans notre propre clientelle, et les auteurs de toutes les époques nous en fourniraient un grand nombre. La phthisie n'est-elle pas le funeste apanage de certaines familles ? le cancer ne consomme-t-il pas plusieurs générations successives ou plusieurs membres d'une même génération ?

Bayle (1) a recueilli plusieurs faits de ce genre fort remarquables. Il a vu dans une famille, composée de cinq individus, un cancer au sein, un à la face et,

____

(1) *Traité des maladies cancéreuses.*

un squirrhe à l'estomac ; une femme, qui mourut d'un ulcère à la matrice, avait deux sœurs, dont une est morte d'un cancer au sein, et l'autre, encore vivante, a une tumeur cancéreuse à la région cervicale.

Nous avons donné des soins, l'année dernière, à une dame âgée de soixante-quinze ans, pour un cancer ulcéré de la matrice auquel elle a succombé, et nous avons traité dans le même temps la fille de cette dame de plusieurs ulcérations superficielles au col de la matrice. Ces ulcérations sont guéries ; mais la disposition héréditaire n'est-elle pas à craindre, et ne peut-elle pas ramener plus tard chez la fille des accidens semblables à ceux qui ont fait succomber la mère ?

Le cancer est une maladie identique sur tous les points de l'économie où il se montre. Conséquence d'une diathèse particulière, il ne peut différer du principe qui le produit ; s'il présente des variations dans les formes qu'il affecte, ces variations dépendent de la diversité des tissus malades, des modes particuliers de dégénération qui leur sont propres, des périodes de la maladie, des modifications que le traitement et mille autres circonstances lui ont fait subir, et nullement de l'altération organique, toujours la même, qui la constitue. Aussi toutes les espèces de cancer, qui ont été décrites par les auteurs et considérées comme des lésions distinctes, ne sont-elles pour nous que des modes divers de manifestation d'un état pathologique identique, quelle que soit la diversité de ses symptômes et du siége qu'il occupe.

Les transformations des maladies les unes dans les autres, admises par la plupart des nosologistes, ne nous paraissent pas rigoureusement démontrées. Nous concevons difficilement qu'une plaie, chez un individu exempt de toute diathèse, puisse se convertir en une plaie cancéreuse, quel que soit le mauvais traitement qu'on lui oppose. Mais nous concevons très-bien qu'une contusion, qu'une plaie simple, deviennent le noyau ou le foyer d'une tumeur ou d'une ulcération cancéreuse chez un individu prédisposé à cette funeste dégénérescence. Ce n'est pas que la tumeur ou que la plaie changent de nature pour prendre un caractère de léthalité qu'elles n'auraient jamais dû revêtir ; mais elles fournissent une occasion de se développer à la diathèse cancéreuse, sans l'existence de laquelle elles n'auraient jamais passé à la désorganisation. Ce n'est donc pas une transformation d'une plaie simple en une plaie cancéreuse envahissant l'économie ; c'est le cancer latent se manifestant sur le point où une cause irritative lui fournit l'occasion de le faire.

Nous savons combien est décourageante cette manière d'envisager la question qui nous occupe : proclamer *à priori* l'incurabilité d'une maladie qu'on est appelé à traiter, c'est condamner le médecin à combattre un mal qu'il sait devoir résister à tous ses efforts, ou à rester spectateur inutile de ses affreux progrès. Cette conviction de son impuissance peut avoir le grave inconvénient de le laisser dans une inaction quelquefois funeste , ou de le jeter dans le champ de l'empirisme pour y chercher des moyens thérapeutiques inusités et quelquefois dangereux. Néanmoins, quelque désespérante que semble au premier abord la doctrine de la diathèse, on ne peut la rejeter , si elle paraît fondée , par cela seul que la thérapeutique ne possède encore aucun moyen direct de la détruire. Si elle est une vérité, il faut le dire ; car, dans les sciences, toute vérité est bonne à dire et doit être dite. Si elle est une pure supposition, les efforts qu'elle provoquera pour le prouver tourneront encore au profit de la science.

On verra d'ailleurs, quand nous nous occuperons du traitement du cancer de la matrice, que, si son incurabilité est un fait à peu près démontré , il reste encore au praticien une tâche importante à remplir. Si , par la distribution et l'emploi bien ordonné de ses moyens, il parvient quelquefois à empêcher ou à arrêter le développement de la maladie, à ralentir sa marche dans la plupart des cas, à amortir presque toujours la vivacité des douleurs dont elle s'accompagne ; s'il trouve dans sa bienveillante philanthropie des consolations et des espérances à donner, il accomplit encore envers l'humanité le devoir que son honorable profession lui impose.

De la Matrice.

La matrice est l'organe où le produit de la conception est déposé, se développe et séjourne jusqu'à l'époque de l'accouchement. Elle est située dans le petit bassin derrière la vessie, devant le rectum, au dessous des circonvolutions de l'iléon, au dessus du vagin. Sa direction est oblique, de manière que son fond se trouve en haut et un peu en arrière, tandis que son sommet ou son col est en bas et un peu en avant. Elle est fixée dans cette position par deux replis du péritoine qui s'étendent de ses bords latéraux aux deux côtés du bassin. D'autres liens concourent à la maintenir dans sa position, sans nuire à son développement pendant la gestation : ce sont les ligamens ronds, qui, des angles supérieurs de la matrice, vont se perdre dans le tissu cellulaire graisseux du mont de Vénus et des grandes lèvres, après s'être divisés en plusieurs branches ; et les ligamens antérieurs, qui résultent de deux petits replis que le péritoine forme en se réfléchissant de la partie postérieure de la vessie sur la face antérieure de la matrice. Les replis du péritoine qui les forment doivent être considérés moins comme des ligamens que comme des moyens propres à affermir la situation de l'utérus, ou préparés par la nature pour permettre l'ampliation et le développement de l'organe durant la gestation, ainsi que le remarque Chaussier.

Indépendamment des ligamens qui la tiennent fixée aux os du bassin et suspendue au centre de sa cavité, la matrice prend encore un point d'appui sur l'extrémité supérieure du vagin, qui l'embrasse obliquement d'avant en arrière, à cinq lignes environ de son extrémité inférieure antérieurement, et à quelques lignes plus haut postérieurement; de manière que la partie du col qui proémine en forme de mamelon dans le vagin est plus étendue en arrière qu'en avant, disposition anatomique fort importante à connaître pour fixer exactement les limites des opérations qu'on peut être dans le cas de faire sur cet organe.

Suspendue au milieu du bassin comme le *battant* au centre de la cloche, la matrice y jouit, dans l'état naturel, d'un certain degré de mobilité. Ainsi, sa situation change dans tous les grands mouvemens qui portent principalement sur les viscères du bas-ventre : une chute sur les pieds, un effort violent pour soulever un fardeau, une grande inspiration soutenue, tendent à précipiter la matrice dans le vagin. L'action de ces causes est bien plus puissante si le poids de la matrice est augmenté par l'engorgement de ses tissus, et si ses ligamens suspenseurs sont ramollis et relâchés par une cause quelconque.

La nature, toujours prévoyante, a entouré ce berceau de la vie fœtale de tous les moyens propres à le garantir des injures extérieures. Renfermé dans une enceinte osseuse, mollement suspendu dans son centre, protégé supérieurement et antérieurement par la masse intestinale et la vessie, l'utérus n'offre de prise aux corps vulnérans ou contondans que sur la seule partie du col qui fait saillie dans le vagin. Aussi devrait-on s'étonner de voir se développer assez fréquemment des affections cancéreuses sur cet organe chez des vierges, si, comme quelques médecins le prétendent, elles reconnaissaient le plus ordinairement pour causes les excitations, les irritations, les contusions que les abus des jouissances conjugales, les grossesses et le travail de l'accouchement lui font éprouver.

Les dimensions ordinaires de la matrice, chez une femme adulte et non enceinte, sont d'environ deux pouces et demi de longueur, un pouce d'épaisseur, un pouce et demi ou deux pouces de largeur vers son fond, et à peu près dix lignes dans son col (1). Son volume éprouve toutes les variations que la grossesse et les maladies lui font subir. Après l'accouchement et après la résolution des engorgemens morbides dont elle avait été le siége, elle ne revient jamais à son volume primitif. Elle conserve toujours un peu plus de poids et de développement qu'elle n'en avait avant ces circonstances.

Les anatomistes divisent la matrice en deux parties : une supérieure, plus large, qu'ils nomment le corps ; l'autre, inférieure, plus étroite, qu'ils appellent le col.

Le corps de la matrice est presque ovale à l'exté-

____

(1) Boyer, *Traité d'Anatomie, Splanchnologie*, p. 565.

rieur. Il correspond antérieurement à la vessie ; sa partie postérieure, un peu convexe et légèrement inclinée en bas, est en rapport avec l'intestin rectum. Son côté supérieur, qu'on nomme le fond de la matrice, et qui s'étend d'une trompe à l'autre, supporte les circonvolutions de l'iléon ; inférieurement, il se confond avec la partie supérieure du col. Les côtés latéraux donnent attache aux ligamens larges, et sont cachés dans leurs replis.

Le col de la matrice a une forme cylindrique ; il est un peu aplati d'avant en arrière ; il se confond supérieurement avec la partie inférieure du corps ; son extrémité inférieure est embrassée obliquement par le vagin, dans lequel elle forme une saillie plus considérable en arrière qu'en avant. Cette extrémité est percée d'une ouverture, arrondie chez les femmes qui n'ont pas eu d'enfans, ovale chez celles qui ont été mères, dont le grand diamètre est en travers, et qu'on nomme l'*orifice vaginal de la matrice*. Dans un enfant nouveau-né, la longueur de l'orifice de la matrice est de deux lignes ; dans une fille de vingt ans, de trois ; dans les femmes qui ont fait des enfans, elle est de cinq à huit lignes. Cet orifice est toujours naturellement béant ; mais il l'est plus ou moins, suivant que les femmes n'ont point eu d'enfans, ou qu'elles en ont eu un ou plusieurs. Il n'est pas exactement au milieu de l'extrémité inférieure du col, mais un peu plus en arrière qu'en avant ; ce qui fait paraître la lèvre antérieure du museau de tanche plus épaisse que l'autre ; disposition bien importante à se rappeler lorsqu'on pratique le toucher.

La portion du col de la matrice qui est saillante dans le vagin paraît avoir quatre à cinq lignes de longueur en devant, et un peu plus en arrière. Son épaisseur est à peu près de huit à dix lignes transversalement, et de six à huit de sa partie antérieure à la postérieure, étant légèrement aplati dans ce dernier sens. Chez les femmes qui ont eu plusieurs enfans, le col de la matrice est en général plus gros et plus arrondi. Son orifice est presque toujours fort béant, et ses lèvres, plus ou moins inégales, présentent ordinairement une ou plusieurs échancrures qui résultent du déchirement de ces parties au moment du passage de l'enfant, et qui laissent entre elles des espèces de tubercules qu'on pourrait considérer comme le résultat d'un état pathologique du col, si on n'était pas prévenu de cette disposition tout ordinaire du col après l'accouchement.

Baudeloque (1) fait néanmoins observer que ces échancrures du bord de l'orifice de la matrice n'existent pas toujours chez les femmes qui ont eu des enfans, et qu'elles ne proviennent pas exclusivement de l'accouchement chez toutes les femmes où elles se rencontrent ; en sorte que le museau de tanche peut avoir une forme aussi régulière chez les femmes qui ont eu des enfans, que chez celles qui sont encore

____

(1) *L'Art des Accouchemens*, tom. I, pag. 98.

vierges, ou présenter chez celles-ci les inégalités qui résultent ordinairement de l'accouchement.

Le col présente quelquefois un allongement considérable de sa totalité ou seulement de l'une de ses lèvres. Cette disposition se rencontre surtout chez les femmes qui ont porté pendant long-temps un pessaire à forme d'entonnoir; au moins, nous l'avons remarquée deux fois à la suite de l'usage prolongé de cet instrument. Le col descend alors très-bas dans le vagin, et il peut être pris pour une chute de matrice ou pour un polype. Il est bon d'en être prévenu pour se tenir en garde contre une méprise qu'il est toujours facile d'éviter.

On a vu que la membrane péritonéale enveloppait dans ses replis le corps de l'utérus et lui adhérait fortement sur son bord supérieur. On doit remarquer que le repli du péritoine qui se réfléchit entre la vessie et la matrice ne recouvre pas toute la surface postérieure de la vessie. La partie la plus inférieure de cet organe touche immédiatement la partie antérieure et supérieure du vagin. C'est dans ce point qu'il peut se former une fistule urinaire lorsqu'une cause quelconque y détermine une perforation.

Tandis que le fond et le corps de la matrice ont une membrane séreuse pour enveloppe, la partie de cet organe qui fait saillie dans le vagin est recouverte par une membrane muqueuse qui tapisse le vagin, se réfléchit sur le col utérin et pénètre par son ouverture dans sa cavité. C'est cette membrane qui fournit des sécrétions muqueuses quelquefois abondantes, et qui donne au col l'aspect lisse et poli qu'on lui remarque. Elle est aussi le siége de diverses altérations pathologiques qui seront décrites ailleurs. Elle recouvre les rugosités et les rides qu'on observe dans la cavité du col utérin, et dont la disposition régulière chez les petites filles éprouve de notables changemens par les progrès de l'âge et par l'état de gestation.

L'existence de cette membrane muqueuse dans la cavité utérine avait été révoquée en doute pendant long-temps. Chaussier et M. Ribes paraissent avoir adopté cette opinion; mais, par la plus simple dissection et un examen un peu attentif, on parvient aisément à reconnaître que la muqueuse qui tapisse le vagin revêt également la cavité utérine. Son aspect sur le col, dans l'état sain, est grisâtre ou blanchâtre; mais cette couleur varie suivant les irritations physiologiques dont elle est le siége. Elle s'injecte et elle prend une teinte rosée ou rouge, plus ou moins foncée, à l'approche des règles et pendant la période menstruelle ou à la suite des excitations vénériennes.

« Cette rougeur, disséminée quelquefois par plaques, peut en imposer pour des inflammations membraneuses ou pour des ulcérations superficielles.

» La couleur rouge inflammatoire est très-saillante, et si l'inflammation devient plus vive, la rougeur s'obscurcit, elle devient plus foncée; au plus haut degré de la maladie, elle est livide, presque violâtre.

» La pression fait disparaître la rougeur naturelle ; elle fait aussi disparaître celle qui dépend
d'une congestion et qui n'est jamais complétement
uniforme : elle n'a aucune action sur la couleur que
produit l'inflammation. Cette dernière, pour peu
qu'elle ait dépassé le degré de maladie commençante,
où elle ne consiste qu'en arborisations, ne disparaît
pas non plus sur le cadavre, même par la macéra-
tion prolongée de la muqueuse...... (1) »

La surface de la muqueuse enflammée est devenue légèrement rugueuse, surtout lorsqu'elle est sur-
montée de papilles.

Elle est épaissie ; sa densité augmente dans la période d'invasion et de développement de l'inflammation. Ce n'est que lorsque la phlegmasie diminue,
quand elle pâlit, et lorsqu'elle est comme infiltrée
de pus et de mucosités puriformes, ainsi que le tissu
cellulaire adjacent, que cette densité est réellement
moindre que dans l'état naturel.

La muqueuse enflammée se détache avec facilité
de la surface qu'elle revêt.

Les follicules muqueux enflammés sont très-
augmentés de volume ; leur densité paraît diminuée ;
ils sont comme infiltrés par une matière fibro-albu-
mineuse.

Nous avons indiqué d'avance quelques uns des
caractères anatomiques qui peuvent faire distinguer
l'état pathologique de la muqueuse utérine, de son

______

(1) Gendrin, ouvrage cité, p. 109.

état normal. Cette distinction n'est pas toujours facile à faire, et il est bien d'avoir des termes de comparaison sur lesquels on puisse s'appuyer pour pouvoir l'établir avec quelque certitude et donner par là plus de précision au diagnostic.

Exploration de la matrice.

L'exposition des règles à observer pour faire l'exploration de la matrice nous paraît devoir suivre immédiatement sa description anatomique. Celle-ci, faite brièvement et à dessein, pour ne pas entrer dans des détails d'un intérêt secondaire et qui n'ont pas des rapports immédiats avec notre sujet, a donné une idée de la forme, de la position, de la structure de l'utérus et de ses connexions avec les parties environnantes. L'usage des sens du toucher et de la vue, et la manière de les appliquer utilement à la détermination précise de l'état physiologique de cet organe, afin d'établir un point de comparaison indispensable pour l'appréciation de son état pathologique, doivent être exposés avant d'entrer dans l'examen des maladies qu'ils sont appelés à faire connaître.

On explore la matrice par le toucher et à l'aide du spéculum. La pratique du toucher consiste dans l'introduction d'un ou plusieurs doigts dans le vagin, pendant que la main restée libre est appliquée sur les parois du ventre.

Avant de procéder au toucher, il convient d'en-

gager la femme qui va s'y soumettre à se débarrasser
des urines et des matières fécales, pour peu qu'elle
en éprouve le besoin. La présence des matières fécales dans le rectum, si surtout la matrice est basse
comme cela a presque constamment lieu dans son
état pathologique, gêne singulièrement pour le toucher. Le col, appuyant sur l'intestin distendu par des
matières durcies, est difficilement déplacé et relevé,
ou ne l'est pas sans douleurs, pour aller à la recherche
de sa face postérieure ou de son orifice. On fait prendre à la femme la position la plus favorable au succès
de l'exploration à laquelle on va se livrer. Cette position varie suivant la nature présumée de la lésion
qu'on veut constater et suivant la position de la
matrice. La situation debout, le dos appuyé contre
un corps solide, est celle qui convient le mieux pour
reconnaître la position de la matrice, son poids et
le volume de son col, le degré de laxité de ses ligamens suspenseurs, et sa mobilité; c'est encore dans
cette position qu'on doit toucher les femmes très-
grasses, celles qui ont la respiration courte et qui
ne peuvent supporter aisément d'être couchées sur
le dos. Chez les femmes lymphatiques ou qui ont
beaucoup d'embonpoint, dont les grandes lèvres,
distendues par la graisse ou par la sérosité, font une
saillie considérable, tandis que le col de la matrice
est très-élevé, il faut, pour l'atteindre, les placer sur
un plan incliné, ou sur le bord du lit, les jambes
écartées, les pieds appuyés sur deux chaises, et écarter avec son doigt les grandes lèvres afin que la main

puisse arriver jusqu'à l'ouverture de la vulve ; de cette manière le doigt indicateur pénètre entièrement dans le vagin et il ne perd rien de sa longueur.

La position couchée sur le bord du lit est encore la moins fatigante si l'exploration doit durer long-temps, et la plus commode pour explorer le col ; elle est la seule convenable lorsqu'on veut s'assurer, en touchant par le rectum, du volume, du poids et de l'état sain ou pathologique du corps de la matrice.

Quelle que soit la position que l'on fasse prendre à la femme, avant de la toucher le doigt indicateur, dont on doit se servir, sera enduit d'un corps gras, pour rendre son introduction et son glissement dans le vagin plus facile. Il faut donner la préférence à l'huile ou à un mucilage de graine de lin, surtout quand le toucher précède l'exploration avec le spé-culum, parce que le cérat ou le beurre, dont on se sert quelquefois, ont l'inconvénient de former une couche sur les parties qui en masque les lésions. L'index allongé, tandis que le pouce est couché dans le creux de la main et recouvert par les trois autres doigts, est porté du côté du rectum ; il écarte dou-cement les grandes lèvres, s'assure de leur état, pé-nètre lentement dans le vagin, l'explore en le parcou-rant et va à la recherche du col. Il n'est pas toujours facile de le rencontrer. Quelquefois il est tellement dévié en arrière, placé si haut dans le bassin, que le doigt peut à peine l'atteindre. Il faut alors, pour avoir un peu plus de facilité, changer la position des doigts. On dégage le pouce du creux de la main, on l'étend dans la direction de la commissure antérieure des grandes lèvres, tandis que les trois autres doigts vont s'appliquer sur le périnée. Lorsque la difficulté tient à l'élévation de la matrice, il faut toucher la femme debout et lui recommander d'avance de se tenir dans la position verticale ou de marcher pendant quelque temps avant l'exploration ; la matrice, obéissant alors aux lois de la pesanteur, si surtout elle est un peu volumineuse, descend et se rapproche de la cloison périnéale ; il est alors facile au doigt de l'atteindre.

Il se forme quelquefois, à la suite d'accouchemens laborieux, des adhérences du col avec les parois du vagin ; ces adhérences ont lieu au moyen de brides cellulaires plus ou moins nombreuses et plus ou moins serrées. Elles fixent la matrice dans le point où elles ont leur siége ; elles l'empêchent de monter et de descendre. Elles gênent aussi les recherches sur le col de la matrice, soit avec le doigt, soit au moyen du spéculum. Nous avons été consulté par une dame qui craignait une descente de matrice, parce que, depuis longues années, elle éprouvait sur la cloison du périnée une pesanteur continuelle plus gênante que douloureuse. En touchant cette dame, nous reconnûmes que la matrice était effectivement descendue et qu'elle était fixée à peu de distance de la vulve, par deux fortes brides qui s'étendaient du col à la partie postérieure du vagin. Le col, sain d'ailleurs, était fortement retiré en arrière de manière qu'on parvenait difficilement à son orifice qui regardait le sacrum. Nous rassurâmes cette dame sur ses craintes, en lui faisant comprendre que les brides qui s'étaient formées à l'époque d'un accouchement laborieux qui remontait à plus de vingt ans, avaient bien eu l'inconvénient de retenir la matrice rapprochée du périnée ; mais qu'elles avaient aussi l'avantage de s'opposer aux progrès de la descente et à un prolapsus complet. Sa position ne présentant d'aill eurs rien de sérieux, nous lui conseillâmes de s'en tenir aux obstacles que la nature avait mis elle-même à ce que la descente pût désormais faire de nouveaux progrès.

Les leçons cliniques de M. Lisfranc, recueillies à l'hôpital de la Pitié et publiées dans la *Gazette mécale*, renferment sur le toucher, comme sur tout ce qui concerne les maladies de l'utérus, des remarques pratiques d'un haut intérêt. Nous mettrons fréquemment à contribution les travaux de cet habile chirurgien, bien que nous ne partagions pas toutes ses opinions sur l'étiologie et la curabilité du cancer.

C'est surtout l'examen du col et du corps de l'utérus qui réclame une grande habitude et une connaissance parfaite des organes. Il est essentiel de toucher avec les deux mains pour examiner le col dans toute son étendue ; la pulpe de l'indicateur droit palpe très-bien la demi-circonférence droite du vagin et gauche du col ; mais il est nécessaire de se servir de l'indicateur de la main gauche pour l'exploration de la demi-circonférence gauche du vagin et droite du col. Si l'on veut parcourir toutes ces surfaces avec un seul doigt, il faut que le bras fasse sur lui-même un mouvement de rotation, difficile à exécuter et douloureux pour la femme.

Il ne suffit pas toujours du doigt indicateur pour pratiquer convenablement le toucher. Quelquefois il faut introduire ensemble le médius et l'indicateur, et même la main tout entière lorsque l'ampleur du vagin ou sa dilatabilité le permettent. Pendant que l'une des mains va à la recherche du col utérin, l'autre main, placée sur le bas-ventre, exerce sur le corps de l'organe une pression assez forte pour le rapprocher du détroit périnéal; si l'épaisseur des parois abdominales ne s'y oppose pas, cette main embrasse le corps de la matrice, tandis que le doigt introduit dans le vagin, appuyant sur son col, lui imprime des mouvemens alternatifs qui permettent d'apprécier le degré de sensibilité de l'organe, son volume, sa forme, sa position et sa densité. C'est surtout dans l'examen du corps de la matrice et lorsque le toucher se pratique avec l'indicateur introduit dans le rectum, que les deux mains ainsi disposées fournissent des renseignemens précieux et qui ne peuvent être recueillis d'une manière aussi exacte par aucune autre manœuvre.

Après avoir exploré les parois vaginales, le doigt, parvenu sur le col utérin, en parcourt avec sa partie pulpeuse toute l'étendue. Il fait apprécier sa longueur, sa grosseur, sa consistance, sa direction et la disposition de son orifice; il permet de reconnaître les duretés, les inégalités, les végétations et les échancrures dont il est le siége ; mais les variations de couleur, les injections vasculaires , les érosions superficielles de la muqueuse lui échappent et réclament pour leur constatation un autre moyen d'exploration , l'application du spéculum. L'introduction du doigt fait encore juger du degré de chaleur du vagin et du col, de leur état de sécheresse et d'humidité , et de quelques uns des caractères des matières qui s'écoulent , par la couleur et l'odeur de celles qu'il rapporte. Cette odeur est quelquefois si pénétrante , que plusieurs lavages ne suffisent pas pour en désinfecter le doigt ; elle est souvent caractéristique , et elle mérite beaucoup d'attention de la part du praticien.

Il est essentiel, pour éviter de fréquentes erreurs de diagnostic, d'avoir toujours présentes à l'esprit les anomalies nombreuses que le col peut présenter dans son état normal et physiologique. Elles sont telles, qu'il est difficile de lui assigner un type anatomique qui puisse toujours servir de terme de comparaison. Ce n'est que par une grande habitude et une longue pratique du toucher, que le médecin parvient à acquérir ce tact régulateur de son jugement, qui lui permet de dissiper les ténèbres qui enveloppent le diagnostic des maladies de l'utérus. Mais il est donné à peu de praticiens de se trouver dans les circonstances favorables à ce genre d'étude , et d'acquérir par la pratique la connaissance de toutes les causes d'erreur qui peuvent surgir de la disposition naturelle des parties ou de leur état physiologique. Nous signalerons donc ici quelques unes de ces anomalies, en renvoyant à l'article du diagnostic les détails plus étendus sur les circonstances qui peuvent égarer l'observateur dans ses recherches.

Chez quelques femmes, le col de l'utérus se présente sous la forme d'un cône allongé avec une très-petite ouverture à son sommet : sa longueur, très-variable, peut aller jusqu'à un pouce et demi. Chez les vieilles femmes, au contraire, le col utérin s'atrophie et se rétrécit plus que le corps même de l'utérus (1). Chez elles, le vagin se resserre également à l'entour et présente dans le fond comme un cul de poule. Les cicatrices qui succèdent aux déchiremens, qui ont lieu au moment de l'accouchement, ne constituent pas un cas pathologique. Ces cicatrices, dures, linéaires, donnent, selon M. Lisfranc, la sensation d'une petite planche mince, sur les côtés de laquelle on aurait réuni les deux lèvres de la plaie.

Le col fait quelquefois saillie en avant ou en arrière, sans que cela dépende d'un état maladif s'il n'existe ni tuméfaction ni sensibilité. Les femmes qui ont eu de nombreuses relations avec les hommes ont le col rejeté en arrière avec une légère antéversion de la matrice. Il faut, dans ce cas, changer la position de la femme ou ramener le col en avant pour le toucher convenablement.

L'époque des règles apporte des changemens dans

(1) *Gazette médicale.*

la disposition anatomique du col ; il est alors plus mou et plus volumineux. Durant l'écoulement des règles et quelques jours après leur cessation, l'orifice se trouve assez dilaté pour admettre le bout du doigt ; il se trouve en contact alors avec un tissu poli comme une séreuse. Le col est aussi élargi dans le cas d'hémorrhagie ou par la présence d'un polype ou d'un fœtus dans la cavité de l'utérus. Lorsque son élargissement a lieu dans toute autre circonstance que celles que nous venons de signaler, il indique une affection grave ou existante ou imminente ; si le toucher, au lieu de trouver une membrane polie, reçoit la sensation que donnerait, par exemple, la muqueuse de l'estomac, il y a certainement un état pathologique (1).

Le développement et l'augmentation de poids, que la matrice acquiert dans les premiers mois de la grossesse, peuvent en imposer pour une hypertrophie simple de cet organe. L'erreur est plus facile si la grosseur s'accompagne de vives douleurs et si la femme a intérêt à cacher sa position. Nous l'avons vu commettre par un chirurgien très-expérimenté, qui, après avoir touché et examiné avec soin une de nos malades, déclara qu'elle était atteinte d'une inflammation chronique du corps de la matrice avec hypertrophie de son tissu. Cette dame se trouvait dans les deux conditions indiquées, douleurs vives et constantes de l'utérus, intérêt à ne pas laisser

(1) Lisfranc, *Gazette médicale.*

soupçonner une grossesse, qui existait réellement et qui parvint heureusement à son terme six mois et demi après l'exploration de notre confrère. La même faute pourra être commise toutes les fois qu'il existera déjà, comme chez cette dame, phlegmasie chronique et hypertrophie de l'utérus au moment de la conception.

Quelquefois la sensibilité des parties est tellement exaltée que le plus léger attouchement est insupportable aux malades. Le toucher est alors impraticable, et, avant de l'exercer, il convient d'amortir cette exquise sensibilité par des bains, des lotions et des applications émollientes et narcotiques, et même par la saignée du bras, si l'on a affaire à une femme sanguine et pléthorique.

Chez la plupart des femmes qui ont la matrice malade, on trouve cet organe plus ou moins rapproché de l'orifice vulvaire. Cela dépend du relâchement des ligamens, qui participent jusqu'à un certain point de la maladie, et du poids plus considérable que l'organe acquiert par l'abord considérable des fluides dans ses vaisseaux et son tissu propre. Lorsque la maladie est détruite, la matrice revient à son volume normal, ses ligamens reprennent leur contractilité, et elle rentre dans sa place habituelle.

Un fait important pour l'histoire du toucher, et qui a été signalé par M. Cruveilhier, c'est l'ampleur très-grande de la partie supérieure du vagin. Cette ampleur permet, en écartant le doigt d'un pouce en dehors de l'insertion du vagin, de refouler ses parois

à une hauteur assez considérable pour pouvoir examiner, dans la plupart des cas, la moitié inférieure
du corps de l'utérus. Ce refoulement peut être porté
au-delà d'un pouce. C'est ainsi que nous avons pu
reconnaître, il y a deux ans, une tumeur volumineuse développée dans la paroi antérieure de la matrice, avec un doigt porté profondément entre la face
antérieure du col et la partie postérieure du pubis,
tandis que l'autre main saisissait et fixait le fond de
la matrice. Plus tard cette tumeur abcéda et s'ouvrit
par l'intestin. Nous rapporterons ailleurs cette observation intéressante. Nous avons constaté récemment par le même procédé l'induration et l'hypertrophie de la partie antérieure de la matrice, chez
une dame qui éprouve depuis plusieurs années tous
les accidens d'une maladie de matrice qui pouvaient
faire redouter une dégénération squirrheuse.

Quelle que soit la facilité que donne cette disposition anatomique de l'extrémité supérieure du vagin
pour l'examen du corps de l'utérus, elle ne saurait
dispenser dans tous les cas du toucher par le rectum.

Ce toucher se pratique également avec l'indicateur de l'une ou l'autre main, la femme étant couchée sur le dos et en travers sur le bord de son lit.
On a la précaution de vider l'intestin au moyen d'un
ou deux lavemens. On introduit le doigt avec ménagement et on le porte aussi haut qu'il est possible.
Il n'atteint guère que la moitié de la hauteur du
corps de l'utérus ; mais arrivé là, il sert à faire apprécier le volume de la matrice, qui a toute l'étendue

comprise entre ce doigt et celui de l'autre main appliqué sur la face antérieure du col ou la main entière qui embrasse son corps par l'hypogastre. Il fait aussi reconnaître le degré de consistance du corps et les inégalités tuberculeuses ou fibreuses de sa face postérieure, s'il en existe.

Nous avons été frappé, dans quelques circonstances, de l'étendue considérable que la matrice, ainsi touchée par le rectum, semblait avoir, lorsque toutes les autres perquisitions faites donnaient la certitude que ses dimensions ne s'écartaient pas de l'état normal. Cette illusion, contre laquelle il faut être prévenu, dépend de ce que le toucher s'exerce dans ce cas médiatement à travers les membranes du rectum et du vagin. Le toucher par l'intestin est surtout d'une grande utilité pour constater l'état des ligamens larges, qu'on peut sentir presque à nu à travers ses parois. Il a sous ce rapport un grand avantage sur le toucher vaginal.

Il est d'une haute importance d'arriver par tous les moyens possibles à une appréciation exacte de l'état du corps de la matrice, pour se décider dans le choix des moyens propres à combattre ses maladies et celles de son col. Il ne faut jamais entreprendre aucune opération sur cette dernière partie sans s'être assuré qu'il n'existe point de contr'indication à toute tentative opératoire dans la portion placée au-dessus de la cloison vaginale. Sans cela on s'exposerait à compromettre les intérêts de l'humanité comme ceux de l'art et de sa propre réputation.

Du spéculum utéri.

Nous avons vu que, par le toucher, on pouvait juger du volume, de la consistance, de la sensibilité du col et du corps de la matrice ; mais ce sens est impuissant, sans le secours de l'œil, pour faire reconnaître les altérations superficielles du col de l'utérus et la nature de quelques lésions profondes. Les excoriations, les granulations miliaires, les limites de certaines ulcérations, l'aspect particulier de ces ulcérations qui sert à les caractériser, la couleur de la matière qui les tapisse, l'aspect de la muqueuse qui recouvre le col utérin et revêt les parois vaginales, échappent au toucher et sont reconnaissables à l'œil. L'application de ce dernier sens au diagnostic des maladies du col de la matrice a lieu au moyen du spéculum.

Cet instrument, destiné à dilater le vagin et à mettre en évidence le col de la matrice, a été décrit dans le traité des instrumens de chirurgie de Garengeot. Ambroise Paré (1) s'était déjà servi d'un spéculum à trois branches pour reconnaître les ulcérations du col utérin. Mais le spéculum décrit par Garengeot et celui de Paré étaient tellement imparfaits, qu'on peut attribuer à M. Récamier l'invention de cet instrument, aussi remarquable par sa simplicité que par la facilité et l'utilité de son usage. Le tube métallique en étain, légèrement conique, qui le

____

(1) *OEuvres*, liv. 24, chap. 48.

compose a subi quelques modifications et additions. Ainsi, M. Lisfranc a porté à sept pouces sa longueur, ordinairement de cinq pouces; Dupuytren a ajouté à son extrémité la plus large une tige qui s'élève à angle droit; cette tige forme le manche de l'instrument, et sert à le tenir quand on l'introduit dans le vagin et à le maintenir appliqué sur le col. M. Récamier a fait pratiquer à sa surface antérieure une gouttière en forme de gorgeret. Cette modification permet de pratiquer le toucher lorsque le spéculum est en place, et de se servir du doigt indicateur pour relever la lèvre antérieure et ramener le col dans la cavité de l'instrument lorsque cette lèvre est volumineuse ou lorsque le col est porté en arrière, comme il arrive dans l'antéversion. Enfin M. Mélier (1), pour lui faire franchir plus aisément le détroit vulvaire, a introduit dans son extrémité utérine un embout à tête conique et arrondie, qu'on retire au moyen d'une tige de fer au bout de laquelle il est fixé lorsque le spéculum pénètre dans le vagin.

Bien que le spéculum de M. Récamier, avec l'addition de l'embout, soit celui qui est généralement employé et dont nous faisons le plus souvent usage, néanmoins nous nous trouvons très-bien, dans quelques circonstances, de donner la préférence à des

(1) *Considérations pratiques sur le traitement des maladies de la matrice, et modification au spéculum utéri* (Mémoires de l'Académie royale de médecine. Paris, 1832, tom. 2, pag. 330).

spéculums différens : celui à deux ou plusieurs branches, qui sont rapprochées quand on introduit l'instrument et qui s'écartent à volonté lorsqu'il a pénétré dans le vagin. Cet écartement, beaucoup plus considérable à l'extrémité utérine de l'instrument que dans sa portion en rapport avec la vulve, doit le faire préférer pour la simple exploration du col, lorsqu'il est très-volumineux et se loge difficilement dans le spéculum ordinaire, et lorsqu'il est tellement dévié en arrière qu'on ne peut ramener son orifice dans l'axe du tube. Dans tous ces cas, le spéculum brisé, à plusieurs branches, de MM. Jobert ou Ricord, convient mieux.

L'étain n'est pas la seule substance avec laquelle on les confectionne. M. Mélier en a fait faire en cuivre verni à la gomme laque. Ils sont plus légers, parce qu'on peut donner avec ce métal, plus résistant, moins d'épaisseur à leurs parois sans nuire à leur solidité. Cette diminution d'épaisseur des parois augmente d'autant le diamètre de la cavité de l'instrument : on en fait en ivoire, en caoutchouc ou en argent et en cristal. Ce dernier est surtout convenable quand on se propose de cautériser avec le nitrate d'argent, le nitrate acide du mercure ou tout autre caustique qui aurait une action puissante sur l'étain ou sur le cuivre. Enfin on se sert du spéculum fenêtré pour explorer les parois du vagin, et lorsque, en faisant des injections, on a l'intention de les porter en même temps sur le col et sur les parois vaginales.

Il faut avoir à sa disposition plusieurs spéculums de longueur et de diamètre différens. Nous avons rencontré des femmes chez lesquelles la matrice était si élevée, qu'un spéculum de cinq pouces ne pouvait pas atteindre le col ; chez quelques autres, au contraire, la matrice se trouve très-basse, par suite du relâchement de ses ligamens ; mais elle fuit devant le spéculum : elle remonte et elle ne se loge pas dans son ouverture, à moins qu'il n'ait une longueur de six à sept pouces pour la suivre jusqu'au point où elle offre de la résistance.

Le diamètre de l'instrument doit aussi varier beaucoup, pour pouvoir se trouver dans tous les cas en rapport avec le diamètre de l'orifice vulvaire et du conduit vaginal. Ce n'est pas trop d'avoir des spéculums de trois ou quatre numéros différens. Il faut généralement se servir, autant que possible, des spéculums les plus volumineux. On est étonné de la facilité avec laquelle ils pénètrent lorsqu'ils sont armés de leur embout, bien graissés et conduits par une main exercée. L'évasement plus considérable de l'extrémité utérine du spéculum volumineux permet au col de s'y loger plus aisément et plus complétement, sans éprouver cette compression qui rapproche ses deux lèvres, fait disparaître son orifice et empêche son exploration. On évite aussi par là des tâtonnemens et des pressions fortes et douloureuses qu'il faut faire, quand l'ouverture du spéculum n'est pas en rapport avec le volume du col, pour faire pénétrer celui-ci dans sa cavité. Quelquefois le col est si volumineux que , quelle que soit l'étendue du diamètre du spéculum , il ne peut s'y loger que partiellement. On est alors obligé d'examiner successivement les divers points de sa surface en les engageant alternativement dans le spéculum , ou d'avoir recours à un spéculum de forme différente : celui à deux ou trois branches , par exemple , qui procure une dilatation beaucoup plus considérable de la partie supérieure du vagin.

Avant d'introduire le spéculum, on doit toucher la femme pour s'assurer de la position de la matrice et pour ramener le col dans l'axe vertical du bassin s'il en était dévié par les inclinaisons de la matrice. On juge en même temps du degré d'étroitesse des parties, de leur humectation, de leur rigidité et de leur disposition plus ou moins grande à céder. On choisit alors le spéculum dont la grosseur et la longueur paraissent le plus convenables. Après l'avoir suffisamment chauffé et huilé, on le saisit de manière que l'indicateur et le médius embrassent la concavité de la queue, le pouce se place dans l'instrument, que l'on présente la queue tournée vers le mont de Vénus pour ne faire aucun obstacle. La main restée libre est employée à écarter les grandes lèvres. Aussitôt que la partie saillante de l'embout a pénétré au-delà de la fourchette , on relève la main vers le pubis et on plonge l'instrument d'avant en arrière perpendiculairement au rectum : quand il a pénétré d'un pouce environ, on ramène la main dans la direction verticale et on pousse l'instrument de bas en haut. Il faut retirer l'embout avant d'avoir atteint le col pour éviter de le contondre. En cessant la pression sur la tige de l'embout, il sort de lui-même pressé et chassé par les replis du vagin qui revient sur lui-même.

L'ambout retiré, on regarde cheminer l'instrument en examinant les parois du vagin qui forment comme une rosace qui se déploie devant l'instrument au fur et à mesure qu'il avance. Lorsqu'on est parvenu au fond du vagin, le col se présente à l'ouverture du spéculum. On le reconnaît à sa surface lisse et polie, à sa couleur plus pâle que celle du vagin dans l'état sain, et d'un rouge brun et beaucoup plus foncé que celle du vagin dans le cas d'inflammation. C'est ordinairement la lèvre antérieure qui s'engage pour peu qu'elle soit tuméfiée ou qu'il existe un degré même léger d'antéversion de la matrice. Nous avons rencontré souvent l'une ou l'autre de ces circonstances, quelquefois toutes les deux réunies. Elles rendent toujours difficile l'introduction du col dans une position convenable. La lèvre antérieure seule se présente; elle s'applique sur l'orifice utérin et le dérobe à la vue, de même que la lèvre postérieure, qui sont cependant les parties qu'il importe le plus de bien examiner. Pour obvier à cet inconvénient on retire un peu le spéculum, on porte son extrémité utérine en arrière du col; puis, par un mouvement de demi-bascule, on la ramène en avant en appuyant sur la partie postérieure de sa circonférence et sur la totalité du col.

Ce mouvement, quelque bien exécuté qu'il soit, ne réussit pas toujours à engager le col dans la direction convenable : souvent il occasione d'assez vives douleurs. C'est alors que l'échancrure pratiquée dans la partie antérieure de l'instrument, permettant de porter le doigt jusque sur le col, son extrémité va à la recherche de son orifice, le ramène en avant dans l'axe du spéculum et le place de manière à ce qu'il puisse être vu dans toute sa circonférence. Pour cette manoeuvre, le doigt nous paraît préférable à toute espèce de tige métallique terminée par une tête arrondie, qui occasione des douleurs que le doigt, instrument intelligent, est plus sûr d'éviter.

Le spéculum, introduit et mis en place, y est maintenu par une légère pression. On porte dans son intérieur un pinceau de linge fin ou de charpie pour essuyer la surface du col, presque toujours enduite, même dans l'état sain, d'un mucus plus ou moins épais qui pourrait masquer des ulcérations superficielles. Si l'orifice du col disparaît par le rapprochement de ses lèvres, il faut les écarter avec un stylet boutonné, pour s'assurer s'il n'existe pas dans quelque point de sa circonférence des altérations qui resteraient inaperçues sans cette précaution.

Toutes ces recherches ne peuvent se faire qu'à l'aide d'une lumière suffisante pour bien éclairer la cavité du spéculum et le col de la matrice. Si on se sert de la lumière du jour, on place la malade en face d'une croisée, de manière à ce que les rayons lumineux arrivent jusqu'au fond de l'instrument. Si on se sert de la lumière artificielle, on confie la bougie à un aide qui éclaire toute la cavité de l'instrument, ou on la tient soi-même avec la main restée libre.

Pour pouvoir se passer de l'assistance d'un aide, M. Mélier a adapté à son spéculum un petit refléteur. La lumière se trouvant ainsi liée au spéculum, elle en suit tous les mouvemens, elle est toujours dans l'axe même du tube et l'on voit véritablement mieux.

On peut encore augmenter l'intensité de la lumière au moyen d'un petit miroir *utéroscope* de M. Colombat, ou tout simplement, comme le proposent madame Boivin et M. Dugès (1), à l'aide d'une cuiller à soupe qui cache la lumière à l'œil de l'observateur et la renvoie au fond de l'instrument. La lumière du jour est encore préférable quand elle peut être employée.

Les mêmes obstacles, que nous avons signalés à l'introduction du doigt dans la pratique du toucher, se présentent quelquefois et bien plus puissans encore, à l'introduction du spéculum et peuvent même en contr'indiquer formellement l'usage, à moins d'une insdipensable nécessité. La présence de l'hymen, l'étroitesse extrême de la vulve chez les femmes qui n'ont pas eu de commerce avec les

(1) *Traité pratique des maladies de l'utérus et de ses annexes.* Paris., 1833, 2 vol. in-8, fig.

hommes, la rigidité très-grande que l'orifice vaginal acquiert chez quelques femmes âgées, l'excessive sensibilité des parties qui, chez les unes
comme chez les autres, peut être portée au point de
déterminer des attaques de nerfs pour le plus léger
contact, des ulcérations douloureuses et profondes
du vagin et de la matrice, sont autant de contr'indications à l'usage du spéculum. Des obstacles
s'élèvent dans la cavité du vagin, qui est quelquefois
divisée par des brides membraneuses. M. Lisfranc
a rencontré une fois, à un pouce environ du col utérin, une membrane circulaire percée d'un orifice
au centre, qui faisait obstacle à la fois au toucher et
au spéculum. Le même praticien a vu plusieurs
fois le vagin rétréci vers son tiers supérieur en forme
d'entonnoir, toutes les membranes participant au
retrécissement. Le vagin peut enfin être le siége de
tumeurs qui empêchent le spéculum de pénétrer et
qu'il faut enlever avant de tenter son introduction.

L'état de la matrice elle-même interdit quelquefois l'usage du spéculum. Les ulcérations saignantes
et profondes du col, son énorme développement,
les fongosités qui s'élèvent de sa surface, empêchent
et rendent même inutile ce moyen d'exploration.
Son gonflement inflammatoire, celui du corps de
l'organe et l'extrême sensibilité dont ce dernier état
s'accompagne, sensibilité qui s'étend aux ligamens
suspenseurs et que le plus léger mouvement accroît,
sont des contr'indications non moins formelles, et
qu'on pourrait se repentir de n'avoir pas respectées.

Il faut également s'en abstenir pendant l'époque menstruelle ou durant une ménorrhagie. Il n'est pas nécessaire d'observer que toutes ces manœuvres doivent être faites avec les plus grandes précautions pour éviter des douleurs, et les plus grands ménagemens pour la décence. L'idée d'une visite, d'un examen des parties sexuelles alarme la pudeur des femmes. Beaucoup d'entre elles reculent à s'y soumettre jusqu'à l'époque où les progrès du mal l'emportent sur leur répugnance, et souvent alors il est malheureusement trop tard, les progrès du mal rendent toutes les tentatives, pour les guérir, infructueuses. Si les malades étaient bien convaincues que l'observation des lois de la décence est pour le médecin un devoir rigoureux dont il ne saurait s'écarter sans compromettre sa dignité et sa réputation, elles se soumettraient à sa visite dès l'apparition des premiers symptômes de la maladie, et elles se trouveraient souvent débarrassées promptement d'indispositions qui leur donnent parfois de graves inquiétudes. Pour répondre convenablement à cette confiance, le médecin doit mettre une grande gravité dans ses rapports avec ses malades ; il doit éviter, en pratiquant le toucher, d'éveiller, par des attouchemens maladroits ou indiscrets, des sensations voluptueuses, quelquefois très-vives et faciles à reproduire chez des femmes affectées de cancer. Quelle que soit la position qu'il fera prendre à la femme pour la toucher, il aura toujours la précaution de ne pas la découvrir, ce qui est toujours interdit, et d'aller à la recherche de l'entrée du vagin en portant son doigt d'arrière en avant, du périnée à la commissure postérieure des grandes lèvres.

L'application du spéculum force malheureusement à déroger à ces préceptes. Il faut que l'œil suive la marche de l'instrument et pénètre au fond de sa cavité pour reconnaître l'état des parties. Il ne peut le faire sans mettre à découvert la vulve et les parties environnantes. Cependant on peut encore avoir la précaution de recouvrir, avec les vêtemens ou les draps du lit, tout ce qu'il n'est pas rigoureusement nécessaire de découvrir. Les malades sont toujours reconnaissantes de ces attentions qui d'ailleurs les garantissent du contact de l'air et du froid, et les préservent de douleurs musculaires ou d'affections catarrhales qui se montrent quelquefois à la suite de ces examens, lorsqu'ils se prolongent et lorsque les femmes sont sensibles au froid et sujettes à s'enrhumer.

Prédispositions au cancer ; signes auxquels on peut les reconnaître.

La plupart des auteurs qui ont écrit sur le cancer de la matrice se sont bornés à décrire ses symptômes et à signaler ses causes immédiates ; peu d'entr'eux sont remontés aux altérations primitives de l'organe, dont le cancer déclaré n'est, en quelque sorte, que la dernière expression, *l'ultima ratio.* L'étude de ces altérations primitives, considérées dans les conséquences qu'elles peuvent avoir, est, il faut en convenir, hérissée de difficultés. Quelque grandes que soient l'habileté et l'expérience du praticien, il lui est bien souvent impossible de reconnaître que tel dérangement, survenu dans les fonctions de la matrice, est le premier signal d'une altération organique, qui ne se montrera dans toute son évidence qu'après de longues années révolues. Et cependant cette prévision est d'une haute importance pour la thérapeutique. Aussi devons-nous chercher à préciser autant que possible, sinon toutes les circonstances qui peuvent la faire naître, du moins celles qui sont le plus capables, d'après l'expérience, de lui donner le plus de probabilité.

Etablissons en thèse générale : 1° qu'un dérangement des fonctions présuppose une altération quelconque dans l'organe qui les exécute ; 2° que les anomalies des fonctions exercent par leurs fréquentes répétitions, sur ce même organe, une influence fâcheuse qui hâte les progrès de leur altération primitive.

Les recherches sur les maladies de l'utérus auxquelles nous nous sommes livré, nous ont mis à même de constater que les anomalies de la menstruation, telles que l'absence complète des règles, leur établissement orageux, leurs nombreuses irrégularités dans leur cours et à l'époque de leur cessation, étaient plus souvent l'effet que la cause des altérations organiques de la matrice. Les mêmes vues s'appliquent aux pertes utérines, que nous distinguons du flux menstruel abondant et des hémorrhagies qui ont lieu durant la grossesse ou pendant et après l'accouchement, et qui dépendent de circonstances inhérentes à la gestation et à la parturition ; que nous ne confondons pas non plus avec celles qui peuvent se faire par simple exhalation comme dans l'épistaxis, et qui ne constituent point un état maladif qu'on doive combattre, à moins qu'elles ne soient excessives ; mais que nous rapportons dans la grande majorité des cas à un état morbide latent de l'utérus destiné à faire irruption tôt ou tard, si la puissance de l'art ou la prévoyance de la la nature n'y mettent pas obstacle.

Dans une de ses leçons cliniques, M. Lisfranc (1) dit que la métrorrhagie est à la matrice ce que l'hémoptysie est aux poumons. De même que ce dernier symptôme existe rarement sans altérations organiques du tissu pulmonaire, de même une perte utérine de quelque durée indique presque toujours une altération organique de l'utérus. Et plus loin, ce professeur affirme que, sur le nombre immense des femmes qu'il a examinées, il n'a pas trouvé une seule exception. Il ne nie pas que la métrorrhagie puisse exister sans altération locale, mais il déclare qu'il n'en a point vu d'exemple.

L'opinion de cet habile praticien est aussi la nôtre. Nous portons même plus loin nos prévisions en rattachant, comme effets, aux lésions primitives de l'utérus, les dérangemens nombreux et variés

(1) *Gazette médicale.*

qui s'observent dans ses fonctions. C'est ainsi que nous rapportons à une disposition morbide de la matrice les règles difficiles et douloureuses qui ont lieu généralement chez les femmes nerveuses et irritables, et par cela même plus exposées que les autres aux affections cancéreuses de la matrice, et les irrégularités de ce flux, soit dans sa quantité, soit dans la durée des intervalles qui séparent ses retours périodiques, lorsque ces irrégularités ne dépendent pas des diversions produites dans son cours par la maladie ou l'irritation d'un autre organe. Plusieurs observations que nous avons recueillies dans notre pratique, nous portent à penser que certains accouchemens laborieux, par l'excès des douleurs, par la longueur du travail, par les positions vicieuses de l'enfant, lorsque les parties molles et osseuses de la mère n'offrent aucun obstacle, reconnaissent pour cause un état pathologique de la matrice. On peut encore lui attribuer souvent les adhérences et les altérations du placenta, qui rendent parfois la délivrance si difficile; le flux leucorrhéique lui-même, lorsqu'il prend sa source dans la cavité utérine, et cette foule de symptômes nerveux aussi incohérens que bizarres qui caractérisent l'hystérie chez les femmes. Nous dirons, avec le praticien habile que nous venons de citer, que tous ces phénomènes morbides divers sont, dans le plus grand nombre des cas, sous la dépendance d'une lésion organique de l'utérus dont les conséquences funestes sont à redouter lorsqu'on les voit persister pendant long-temps, malgré

l'emploi des moyens thérapeutiques convenablement administrés.

Ces craintes se réalisent bien plus souvent si les
femmes qui les font naître, indifférentes sur leur position, ignorantes du danger qu'elles courent, ou entraî-
nées par l'attrait des plaisirs, s'en tiennent aux moyens
palliatifs applicables au seul moment où les accidens
existent, et négligent ceux que prescrivent les lois de
l'hygiène et une thérapeutique sage et prévoyante.

Les altérations que nous venons de signaler, légères dans leur principe, se dissipent souvent avec
facilité sous l'influence de soins biens ordonnés;
l'organe revient à son type normal et ses fonctions
reprennent leur cours régulier. Si elles persistent,
elles doivent éveiller toute la sollicitude du médecin; car le plus souvent alors elles se lient à une disposition générale de l'organisme, contre laquelle toutes
les ressources de l'art doivent être dirigées, bien
qu'elles échouent dans le plus grand nombre des cas.

Jusqu'ici nous avons considéré les dérangemens
de fonctions de la matrice comme effets et comme
symptômes des altérations primitives de cet organe.
Il faut aussi reconnaître le rôle très-important que
ces dérangemens jouent dans le développement des
maladies organiques de l'utérus. Ils aggravent tellement le mal dans quelques cas, qu'on serait tenté de
le leur attribuer complétement. Ainsi, des hémorrhagies utérines se renouvelant fréquemment, laissent chaque fois la matrice dans un état de surexci-
tation et d'engorgement qui amène l'induration et

l'hypertrophie de son tissu. Elles préparent ainsi la dégénération cancéreuse, qui finit par avoir lieu pour peu qu'il existe chez la malade d'aptitude à cette maladie.

Il est bon néanmoins de reconnaître que les congestions sanguines donnent plus souvent naissance aux engorgemens simples ou inflammatoires qu'aux affections cancéreuses. Celles-ci les produisent plutôt qu'elles n'en dépendent ; leur marche et leur développement étant subordonnés à des conditions organiques particulières et différentes de celles qui constituent l'état inflammatoire, et ces conditions se rencontrant plus rarement que celles de l'inflammation, on conçoit pourquoi il succède aux congestions sanguines de l'utérus beaucoup plus d'indurations que de cancers.

Soit qu'on les considère comme cause ou comme effet, ces congestions sanguines n'en doivent pas moins fixer l'attention du praticien. C'est toujours un grand soulagement pour l'organe malade que d'en être débarrassé par les moyens que l'art possède, et dont le premier est sans contredit la saignée révulsive, pratiquée aussi souvent que la position l'exige.

Les signes des prédispositions au cancer, fournis par l'organe même où il se développe, ne sont pas les seuls qu'un observateur attentif puisse reconnaître. Il peut fonder ses prévisions sur d'autres considérations qui, bien que moins explicites, n'en méritent pas moins une sérieuse attention. L'hérédité,

l'organisation particulière de la femme qu'il examine, ses goûts, ses besoins, ses habitudes, sa manière de vivre, peuvent procurer des renseignemens
précieux. Ainsi, les femmes chez lesquelles se rencontrent quelques unes des anomalies menstruelles
que nous avons signalées, et qui, de plus, sont
d'une constitution nerveuse et irritable, tourmentées par des névroses des organes digestifs, par des
désirs vénériens sans cesse renaissans, qui se livrent
avec excès au commerce des hommes et à l'intempérance, dont la vie morale et physique est en quelque
sorte tout utérine, qui passent leur vie dans l'oisiveté et dans les plaisirs bruyans et tumultueux du
grand monde, qui doivent le jour à des parens
cancéreux, qui, dans leurs frères et sœurs, comp-
tent des victimes de cette affreuse maladie, qui ont
eu des suppressions de flux habituels, d'éruptions
cutanées, des douleurs névralgiques et rhumatis-
males ou goutteuses, des avortemens et des accouchemens laborieux, ont à redouter, plus que les autres, une affection organique de la matrice.

Cependant, il faut l'avouer, des dispositions
toutes contraires n'empêchent pas quelquefois le
développement de la maladie. Nous exposons les
faits généraux qui caractérisent les prédispositions
au cancer, sans rejeter les faits particuliers qui forment de nombreuses exceptions, et sur lesquels
nous aurons occasion de revenir lorsque nous traite-
rons des causes.

Causes du cancer de la matrice.

Si, à l'exemple des médecins physiologistes, on considérait le cancer de l'utérus comme une maladie déterminée par les inflammations qui l'affectent, les causes de ces inflammations seraient les causes éloignées du cancer, et ces inflammations seraient ses causes immédiates. Il ne resterait qu'à rechercher comment ces phlegmasies s'établissent, à les combattre à temps et à les détruire, pour prévenir la dégénération squirrheuse et cancéreuse qui leur succède. Mais si ces phlegmasies persistent pendant de longues années, si elles résistent à tous les traitemens et font sans cesse des progrès, produisant des altérations de tissus qui leur sont propres et qui ne ressemblent en rien à celles caractéristiques du cancer, comment peut-on les considérer comme la cause prochaine de cette maladie? Si, d'autre part, le cancer commence, se développe et atteint quelquefois son plus haut degré d'intensité, sans qu'il se soit manifesté aucun symptôme inflammatoire sur l'organe où il a son siége, quel rapport de cause à effet peut-on établir entre l'inflammation et le cancer?

Les prédispositions ou la diathèse, que nous avons admises, constituent la cause organique du cancer; toutes les circonstances, et l'inflammation peut en être une très-active, qui mettent en jeu cette diathèse, qui donnent l'impulsion à ces prédispositions, sont autant de causes déterminantes de la maladie.

L'impossibilité où l'on est quelquefois de constater l'action de ces causes efficientes force de reconnaître que le développement du cancer peut être spontané, et qu'il peut avoir lieu par l'effet de sa seule puissance d'évolution, sans le concours d'aucune cause apparente.

Notre manière d'envisager le cancer, comme dépendant d'une disposition organique particulière, fait perdre aux causes qui le déterminent beaucoup de leur importance. La diathèse cancéreuse nous est inconnue dans son essence; nous ignorons d'où elle provient, si elle reconnaît des causes occasionelles, si elle est innée ou acquise; nous nous bornons à l'admettre comme un fait. Le cancer qui en provient est ce même fait, réalisé par des causes diverses et qui diffèrent peu de toutes celles qui produisent la généralité des maladies. Bien plus, le cancer de la matrice doit son développement bien plus fréquemment à la force de la diathèse qu'à l'action de ces causes accidentelles qui produisent plus sûrement des états pathologiques inflammatoires ou autres, que des affections cancéreuses. Ainsi on observe des cancers de l'utérus chez des femmes qui ont toujours joui d'une santé florissante, qui ont mené une vie toujours régulière, dont les fonctions utérines n'ont jamais présenté d'anomalie qu'au moment de l'apparition de la maladie, qui ont usé avec la plus grande modération des plaisirs de l'amour, qui étaient indifférentes à ces plaisirs; chez des femmes vierges encore et qui n'éprouvent aucun besoin ni aucun désir des rapports sexuels. La cause de la maladie reste inconnue, et le mal n'en parcourt pas moins ses périodes, avec son imperturbable persévérance, jusqu'au terme fatal.

Dans d'autres circonstances, des causes légères, et nullement en rapport avec la gravité de la maladie, semblent la déterminer; elles laisseraient l'esprit confondu devant un si grand résultat, s'il ne remontait pas plus haut au-delà de cette minime apparence, pour retrouver dans la disposition organique de la matrice la véritable cause de sa désorganisation. Il y a de si grandes disproportions entre de pareilles causes et les terribles effets qu'on leur attribue, qu'on ne peut les considérer que comme de simples circonstances déterminantes d'un état pathologique inhérent à la constitution.

Si le cancer ne différait pas essentiellement des maladies inflammatoires, par exemple, les mêmes causes qui déterminent celles-ci, lui donneraient naissance dans une proportion de fréquence au moins égale. On le verrait succéder aux inflammations les plus graves, aux indurations, aux solutions de continuité étendues et anciennes, et souvent entretenues par un mauvais traitement; états pathologiques qui produisent déjà dans les tissus un commencement d'altération, qui serait un premier pas fait vers la désorganisation cancéreuse.

Il n'en est cependant pas ainsi; les inflammations aiguës et chroniques de la matrice peuvent dans quelques circonstances donner lieu au développement du cancer ; mais, à l'instar des autres causes, en mettant en jeu e principe morbide dont il dépend. Il répugne d'admettre que les indurations qu'elles produisent puissent se convertir en dégénération cancéreuse en l'absence de toute diathèse. Ces indurations persistent pendant des années entières dans des matrices qui ne deviennent jamais cancéreuses, et cette funeste désorganisation a lieu souvent sans être annoncée et précédée par aucun des signes qui appartiennent à l'inflammation chronique. Celle-ci a une marche, une terminaison, une curabilité qui la distinguent essentiellement du cancer ; elle pourrait dans quelques cas être l'effet plutôt que la cause du cancer.

Les auteurs ont avancé que le cancer de la matrice reconnaissait pour causes des jouissances précoces, l'avortement (ils auraient pu ajouter des grossesses pénibles et très-réitérées, des accouchemens laborieux), l'extrême sensibilité de la matrice, la stérilité même, qui en dépend fréquemment, les rapports fréquens avec des hommes dont la verge trop longue vient heurter douloureusement le col dans le coït, les maladies syphilitiques. Aussi font-ils mourir la plupart des femmes publiques d'un cancer de l'utérus.

Et à côté de ces causes viennent se ranger le célibat, l'abstinence des plaisirs de l'amour, l'époque critique, les affections morales tristes, et la plupart des circonstances qui exercent une influence irritative sur le système nerveux.

Nous ne pouvons nier la toute-puissance de ces

causes diverses pour provoquer le développement de la diathèse cancéreuse ; mais l'impuissance de ces mêmes causes à produire le cancer dans un grand nombre de cas et leur action se bornant le plus souvent à déterminer de simples inflammations de cet organe, prouvent en même temps et l'absence de cette diathèse et sa nécessité pour l'évolution du cancer.

Si cette prédisposition organique n'était point nécessaire pour la production de la maladie, dans quelle proportion de fréquence ne devrait-elle pas se montrer dans ces repaires de débauche si communs dans les grandes villes ! Cependant, en invoquant notre propre expérience et celle de quelques uns de nos confrères attachés à des établissemens où sont traitées les maladies de femmes de mauvaise vie, nous restons convaincus, contre l'opinion contraire émise par des hommes de mérite, que les abus du libertinage entraînent plus rarement qu'on ne le pense la désorganisation cancéreuse de la matrice.

Pendant un séjour de trois ans, de 1812 à 1815, en qualité d'élève interne dans les hôpitaux des Capucins et de Saint-Louis, nous avons rarement rencontré cette horrible dégénération, sur plus de deux cents femmes prostituées soumises à notre observation et qui se renouvelaient plusieurs fois chaque année. On pourra nous objecter que la plupart de ces femmes n'avaient pas encore atteint l'âge où cette maladie se rencontre le plus ordinairement. Nous répondrons qu'un bon nombre d'entre elles étaient

âgées de quarante ans au moins, et que, dans la
pratique en ville comme dans les hôpitaux, on observe que le cancer se développe tout aussi souvent
avant qu'après cette époque. Ces mêmes femmes se
représentent d'ailleurs souvent dans les hôpitaux et
finissent par y succomber, à un âge plus avancé, à
toute autre maladie que celle qui nous occupe. Cette
remarque nous a été souvent faite par un de nos honorables confrères, M. Collineau, bon observateur et
digne de toute confiance, qui est médecin des maisons
de force où sont détenues les femmes de mauvaise
vie. Il nous a souvent affirmé que rien n'était plus
rare que le cancer utérin chez ces femmes dégradées
par la débauche et qui continuent à se livrer à tous
les excès du libertinage le plus dégoûtant. Cette opinion est aussi celle de M. Cullerier, qui ne voit jamais
le cancer survenir, sur le nombre considérable des
femmes qu'il traite à l'hôpital des Vénériens, pour
des ulcérations au col de l'utérus ; tandis que, et
par une opposition déplorable et qu'on ne peut expliquer, nous rencontrons souvent le cancer utérin
dans notre pratique, chez des femmes modérées dans
leurs passions, d'une vie modeste et régulière, chez
de bonnes mères de famille dont la carrière a été
marquée par la pratique des vertus domestiques.
Si nous avons remarqué quelquefois la funeste pré-
dilection de cette maladie pour certaines femmes,
c'est en général pour celles qui sont douées d'un
excès de sensibilité morale et d'irritabilité nerveuse,

Il est bien difficile, pour ne pas dire impossible, d'établir une distinction tranchée entre les causes déterminantes du cancer de la matrice et celles qui produisent les phlegmasies chroniques de cet organe. Mais, comme le remarque M. Boyer (1), « si l'on considère que l'existence du cancer se trouve souvent liée ou à quelques circonstances remarquables de la constitution, ou à quelque altération plus ou moins grave du système nerveux ; que cette maladie produit dans tous les organes qu'elle affecte une altération homogène qui en confond tous les tissus, et les réduit en une substance lardacée, d'un blanc grisâtre, qui n'offre plus aucune trace de l'organisation primitive, altération spécifique que l'on distingue même dans les parties qui font la base des ulcérations cancéreuses qui n'ont point été précédées de squirrhe ; que l'extirpation ou l'amputation d'une tumeur cancéreuse, avec quelque soin qu'elle soit faite, ne préserve jamais de la récidive de la maladie, qui tantôt se reproduit sous sa forme primitive, et tantôt prend une forme différente, et le plus souvent affecte une marche beaucoup plus rapide ; que l'on a vu, après l'extirpation, survenir des maladies nerveuses graves ou même mortelles ; enfin, si l'on considère que des enfans nés de parens cancéreux sont plus exposés à cette maladie, et qu'elle paraît se développer chez eux à un âge bien moins avancé, et sévir avec une fureur extraordinaire, il paraîtra bien

____

(1) *Traité des maladies chirurgicales.*

difficile de ne pas admettre une cause spécifique, générale, préexistante à tous les symptômes qui caractérisent la maladie, et à l'égard de laquelle toutes les circonstances qui ont été alléguées comme autant de causes, ne font que l'office de causes déterminantes ou occasionelles », on ne confondra pas, sinon dans leurs causes, au moins dans leur résultat, deux états maladifs aussi distincts que le sont le cancer et l'inflammation de la matrice.

Parmi les causes déterminantes du cancer de la matrice, comme de ses phlegmasies chroniques, figure en première ligne le flux menstruel. Bien que ses retours périodiques aient lieu d'une manière régulière, il n'en constitue pas moins l'organe, quoique passagèrement, dans un état de fluxion et d'excitation très-voisin de l'inflammation. Nous ne connaissons pas d'obstacle plus grand à la guérison des phlegmasies de l'utérus que l'écoulement des règles ; l'engorgement fluxionnaire qui le précède et l'accompagne détruit souvent en quelques heures tous les avantages obtenus d'un traitement méthodique observé rigoureusement pendant le mois qui le précède. Si l'on pouvait empêcher l'afflux périodique du sang sur l'utérus pendant quelques mois consécutifs, on aurait trouvé, de tous les moyens de traitement, le plus efficace. C'est sur ce principe qu'est fondée la grande utilité des saignées révulsives, qui, comme nous le verrons plus tard, jouent le rôle principal dans la curation de ces maladies.

Mais si l'exécution normale de la fonction menstruelle exerce une influence défavorable sur la marche des inflammations et du cancer de l'utérus, que sera-ce lorsque cette fonction, déjà troublée, pervertie par les milliers de causes qui agissent sur la matrice et par l'état morbide latent de cet organe, aura de plus à subir toutes les conséquences de l'époque orageuse de l'âge critique ? Ce n'est plus alors un flux modéré qui s'établit, et dont le cours régulier est le remède naturel et efficace de l'état congestionnaire qui l'avait précédé ; ce sont, après des retards plus ou moins longs, des torrens de sang qui affluent sur l'organe et s'en échappent; ce sont des accidens nerveux que réveillent des pertes considérables et la cessation d'une fonction qui, pendant tant d'années, avait joué un rôle si important dans l'existence physique et morale de la femme ; c'est le trouble général que ce moment apporte dans son système nerveux, dans ses facultés morales et affectives, dans toute son organisation matérielle, qui impriment à l'organe utérin les modifications profondes qu'il présente à cette époque, et sous l'empire desquelles se développent la diathèse cancéreuse et le cancer. On voit d'avance le parti que la thérapeutique peut tirer de ces considérations.

Cette époque une fois passée, l'organe doit rentrer dans l'inertie. Ses fonctions génératrices éteintes, il n'exécute plus que celles relatives à sa propre conservation ; il se rapetisse, il se flétrit, et il rentre en quelque sorte dans la classe des parasites. Déchu dès lors du rang élevé qu'il occupait par la nature de ses fonctions, il devrait être exempt des troubles morbides dont ces mêmes fonctions étaient la source inépuisable. Il ne jouit pas toujours cependant de cette immunité. Fréquemment le cancer se montre sans cause bien appréciable chez des femmes âgées. Nous l'avons observé après l'âge de soixante-quinze et même de quatre-vingts ans. Mais alors, si on interroge bien les malades sur les circonstances antécédentes, on ne tarde pas à reconnaître que chez ces malades la vie organique de l'utérus avait conservé beaucoup d'activité après la disparition de sa faculté génératrice ; que chez la plupart l'époque critique avait été très-orageuse ; qu'il avait existé alors des altérations méconnues de l'utérus ; que l'état d'inertie de l'organe avait condamné la maladie à rester stationnaire, ou à faire des progrès tellement lents, qu'ils étaient restés inaperçus, et qu'enfin la dégénération, qu'on trouve alors parvenue à sa dernière période, remonte pour son début à l'époque de la cessation des règles.

Les affections morales tristes agissent puissamment sur le système nerveux et sur les organes qui, comme la matrice, sont plus spécialement sous sa dépendance. Dans les grandes villes, où la vie ne compte que par les agitations et les plaisirs qu'elle procure, l'âge critique est pour les femmes une époque de douleur et de tristesse. La plupart voient avec une mélancolie profonde l'état d'abandon et d'isolement qui les menace, malgré les efforts qu'elles font pour retenir les hommages qui leur échappent ; d'autres regrettent des plaisirs qu'elles se procurent plus difficilement, et qui sont encore pleins d'attraits pour elles ; quelques unes sont agitées par les craintes que la cessation des règles leur inspire pour leur santé, et que l'opinion vulgaire tend à entretenir : toutes ces causes d'inquiétudes, d'agitation, d'insomnie, exercent sur la matrice, à cette époque de la vie, une influence non moins fâcheuse que la suppression même de la fonction menstruelle. On a remarqué la fréquence des maladies de la matrice à l'époque de nos orages révolutionnaires, qui ont bouleversé tant d'existences, et qui, pendant plusieurs années, ont mis à de si rudes épreuves l'exquise sensibilité des femmes. L'ennui, l'oisiveté, la paresse, une vie molle, des méditations sérieuses, des travaux intellectuels trop assidus, peuvent à juste titre figurer parmi les causes efficientes du cancer de l'utérus ; de même que la suppression des exanthèmes chroniques de la peau, des exutoires, des règles, des flux leucorrhéique et hémorrhoïdal, les meurtrissures, les déchirures, les violences diverses que l'utérus éprouve dans les accouchemens laborieux et artificiels, ou dans les tentatives criminelles faites directement sur le col pour provoquer l'avortement ; l'usage inconsidéré des substances abortives ; les contusions qui résultent d'une chute sur les pieds ou les genoux, les pressions douloureuses prolongées d'un pessaire en ivoire dans le vagin, le frottement continuel de son col sur des pessaires dépolis ou sur la cloison périnéale dans les cas de prolapsus : lorsqu'il s'agit seulement, pour provoquer l'explosion de la maladie, de donner l'impulsion au principe morbide qui la constitue, la circonstance la plus indifférente en apparence, et qui ne produirait aucun effet sur une constitution et un organe sains, suffit pour remplir cet office. Aussi doit-on soustraire l'utérus, autant que possible, à l'action de toutes ces causes, et redoubler de surveillance lorsqu'elles menacent cet organe chez une personne qui offre quelques unes des prédispositions que nous avons signalées.

Description générale du cancer de la matrice.

Pour mettre de l'ordre dans l'énumération des symptômes du cancer de la matrice, sur lesquels on puisse baser le diagnostic propre et différentiel de cette maladie, nous sommes forcé d'établir idéalement quelques divisions dans l'ordre de leur développement.

Nous avons désigné sous la dénomination de *prédisposition* la condition organique du développement du cancer. Nous devons rechercher maintenant les signes, s'il y en a, auxquels on peut reconnaître cette condition, sans laquelle il ne saurait exister de véritable cancer. Cette recherche serait féconde en résultats utiles pour les malades, si elle pouvait conduire à la découverte de l'état rudimentaire de la maladie, si elle donnait les moyens de saisir ses premières manifestations. Malheureusement il en est de la diathèse cancereuse comme de toutes les autres, elle peut pendant un temps très-long rester latente ; et les signes auxquels il est possible de la reconnaître, dans les commencemens de son évolution, sont si vagues, si indéterminés, si peu significatifs, qu'elle échappe à l'observateur le plus attentif. Un tact fin et exercé donne seul la faculté de porter un jugement sur l'état présent, et de former quelques conjectures sur l'avenir d'une femme qui éprouve quelques légers prodrômes du cancer utérin. La difficulté d'établir sur des signes de quelque valeur l'existence de cette prédisposition est telle, que nous n'avons trouvé dans aucun auteur les moyens de déchirer le voile épais dont elle s'enveloppe. Tous les symptômes qu'ils décrivent appartiennent à la maladie naissante ou à la maladie déclarée, mais ils n'en citent aucun qui puisse donner l'idée de l'état morbide de l'utérus qui précède immédiatement ses désordres appréciables à nos sens. L'admission de la diathèse est donc jusque-là un article de foi médicale, qu'il ne répugne pas à la raison d'admettre, puisque l'observation de tous les temps a constaté ses conséquences constantes, inévitables, et qui lui servent de preuves suffisantes.

Les premiers symptômes du cancer utérin échappent à la sagacité du médecin. Le plus ordinairement il n'est point appelé à les constater, et si quelques femmes le mettent dans la confidence des dérangemens légers qu'elles éprouvent, elles s'y prennent de manière à laisser son esprit dans le vague et son jugement incertain.

Nous allons indiquer toutefois quelques uns des signes qui peuvent faire soupçonner et craindre une affection cancéreuse de l'utérus. Nous examinerons ensuite les symptômes plus caractéristiques de la maladie ; nous exposerons enfin ceux qui ne laissent aucun doute sur sa nature. Nous terminerons par un aperçu général sur le diagnostic différentiel à établir entre le cancer utérin et les diverses maladies qui pourraient être comparées et confondues avec lui.

L'époque critique est celle de la vie de la femme où le cancer se montre le plus souvent. Néanmoins on l'observe fréquemment avant la cessation des règles, et quelquefois dès leur apparition. Il n'est pas rare non plus de le rencontrer dans l'âge le plus avancé. Ses premiers symptômes sont généralement très-obscurs ; ils peuvent appartenir à toute autre maladie de l'utérus ; ils n'ont rien de spécial. L'erreur dans laquelle ils peuvent induire est d'autant plus facile, qu'ils ne sont point constans, et que la maladie peut exister, marcher, atteindre même un degré avancé, sans qu'aucun indice ait dû la faire soupçonner. Les dérangemens que les femmes éprouvent sont quelquefois si légers, qu'elles n'en tiennent pas compte ; elles les subissent pendant long-temps avant de consulter. D'autre part, le médecin consulté trouve une si grande analogie entre ces dérangemens et ceux si ordinaires à la santé des femmes, qu'il ne leur donne pas toujours l'attention qu'ils méritent. Et lors même que son esprit serait frappé par quelque circonstance insolite capable de lui faire soupçonner la nature véritable de la maladie, il n'aurait aucun moyen, dans cette première période, d'éclairer ses doutes. Il n'est point de médecin répandu qui ne puisse se dire : j'ai soupçonné dans telle femme l'existence d'une affection cancéreuse qui ne s'est point développée, et j'ai vu le cancer marcher rapidement chez telle autre femme qui n'avait offert aucun de ses symptômes précurseurs.

C'est qu'en effet on est tout étonné de rencontrer des femmes qui jouissent en apparence de tous les attributs d'une santé florissante, et chez lesquelles le cancer utérin a néanmoins jeté de profondes et indestructibles racines.

Nous nous rappelons à ce sujet une femme de quarante et quelques années, qui vint nous consulter pour un écoulement vaginal. Cet écoulement était tellement fétide qu'il infecta l'air de notre appartement pour plusieurs heures. Au toucher, le doigt plongea dans une masse putrilagineuse qui occupait la place du col, et il pénétra profondément dans le corps de la matrice, à travers une espèce de bouillie cancéreuse, sans exciter de douleur. Cette malheureuse, vouée à une mort certaine et peu éloignée, ne se doutait nullement de la gravité de sa position, et nous n'aurions pu nous-même nous en former une idée si notre examen s'était borné à l'aspect extérieur, qui ne présentait absolument rien d'alarmant, cette malade conservant de l'embonpoint, de la fraîcheur, et n'accusant aucune souffrance. Elle faisait remonter à un an environ l'écoulement sanieux purulent qu'elle éprouvait; mais elle nous apprit que depuis plusieurs années elle était sujette à des pertes d'eau par la matrice, à des écoulemens de sang irréguliers et à des dérangemens dans les fonctions digestives. Attribuant ces légers accidens à l'âge critique, elle ne leur avait donné aucune attention. Au bout de quelques mois, elle était parvenue au dernier degré de cachexie cancéreuse.

M. Lisfranc (1) rapporte une observation à peu près semblable dans ses cours. « Je fus appelé, dit ce professeur, auprès de la femme d'un artiste lyrique; cette dame, jeune encore, était fraîche et brillante, et pouvait passer pour une des plus belles femmes de Paris. M. le professeur Moreau, qui l'avait déjà examinée, désirait avoir mon avis. Je la touchai; l'utérus, réduit en putrilage, n'offrait qu'un bourbier fétide où le doigt s'enfonçait; il n'y avait plus de ressource. Quelques mois après, la malade avait succombé. »

Les irrégularités dans le flux menstruel sont ordinairement les premiers symptômes qui se présentent chez les femmes encore réglées. Ce sont des retards plus ou moins prolongés ou des retours fréquens des règles, quelquefois un écoulement sanguin continuel pendant plusieurs mois et même des

____

(1) Gazette médicale.

années; ou bien il se manifeste des pertes effrayantes. Passé l'âge critique, ce sont des retours de l'écoulement du sang, quelquefois périodiques pendant quelques mois, le plus souvent irréguliers et ayant lieu à l'occasion de quelque impression morale vive. Des flueurs blanches alternent avec le flux sanguin, ou, se mêlant au sang, elles lui donnent une couleur pâle; ou elles sortent sous forme d'un mucus épais qui provient de la cavité utérine et qui se trouve mélangé à quelques stries de sang, avec lesquelles il n'est point confondu. Les premiers symptômes ont lieu sans douleur, à moins qu'elle ne soit réveillée par la marche, par la position debout prolongée ou par l'usage d'une voiture cahotante. Il s'y joint alors quelques tiraillemens pénibles dans les aines et la sensation d'un poids incommode sur le fondement. Quelques femmes éprouvent dans les parties génitales un prurit voluptueux qui leur fait désirer le commerce des hommes. Ce symptôme s'observe parfois à une époque même avancée de la maladie. Le coït détermine une douleur sourde et légère; quelquefois il n'en détermine aucune. Nous avons cru observer que lorsque cette douleur était très-aiguë, lorsqu'elle se prolongeait et faisait redouter les approches conjugales, elle dénotait plutôt des inflammations ou des ulcérations simples du col de l'utérus qu'une affection cancéreuse. Il en est de même de quelques gouttes de sang qui s'échappent parfois après le coït et qui prennent leur source dans l'une ou l'autre lésion ; ce symptôme perd par là sa spécialité.

C'est dans cette première période de la maladie que les femmes éprouvent quelques sensations douloureuses dans les seins, qui deviennent durs et volumineux ; un malaise inexprimable qui ne leur permet pas de garder un seul instant la même position ; une répugnance insurmontable pour les alimens ; une mélancolie profonde, des douleurs vives et passagères dans diverses parties du corps ; en un mot, un trouble singulier de toutes les fonctions, dont la manifestation de la maladie vient enfin donner l'explication.

Le toucher et le spéculum sont de peu d'utilité dans ces commencemens de la maladie. Leur usage sert seulement à éclairer par des signes négatifs relativement au cancer et en permettant de distinguer ceux qui pourraient appartenir à d'autres lésions qui ne sont pas et ne deviennent pas cancéreuses.

Ce n'est ordinairement qu'après avoir éprouvé pendant un temps plus ou moins long ces diverses altérations dans leur santé que les femmes se décident à consulter un médecin. Le plus souvent alors la maladie est parvenue à son second degré.

Quelquefois, au lieu de suivre sa marche, la maladie s'arrête et reste stationnaire à cette première période, pendant un temps plus ou moins long, jusqu'à ce qu'une nouvelle cause organique ou accidentelle lui donne de nouveau l'impulsion et lui fasse faire des progrès rapides.

Les écoulemens blancs augmentent; ils sont parfois séreux ou mélangés de rouge; les pertes deviennent plus fréquentes et plus abondantes; les douleurs commencent à se faire sentir vers l'utérus, elles sont plus fortes et plus constantes dans les ligamens ronds et larges et vers les lombes, dans le gros des fesses, le long du trajet des nerfs cruraux et sciatiques, où elles peuvent être prises pour des névralgies. L'utérus, augmenté de poids et de volume par l'afflux des liquides, tandis que, par la même cause, ses ligamens suspensuers se relâchent, se rapproche du périnée ou bien son col se porte en arrière et appuie sur la cloison recto-vaginale par suite d'une légère antéversion. La marche et la position debout augmentent les douleurs des lombes et des aines et celles de l'utérus même par les frottemens que son col éprouve sur le périnée ou le rectum. Si l'on exerce une pression par l'hypogastre sur la matrice, on détermine une gêne sur le fondement, et une augmentation des douleurs qui se propagent dans les aines, dans les cuisses et la région du sacrum.

Le toucher pratiqué à cette période fait reconnaître une augmentation de poids et de volume de l'utérus, qui a à peu près les dimensions qu'il présente à six semaines de gestation; si la maladie affecte le corps primitivement, ce qui est très-rare, et que le col soit sain, cette dernière partie se présente à l'état normal, tandis qu'on reconnaît avec le doigt à travers la cloison vaginale ou en touchant par le rectum, la seconde main étant appliquée sur l'hypogastre, l'hypertrophie des parois du corps, leurs inégalités et le degré de leur sensibilité.

Le toucher peut induire en erreur lorsqu'il existe une antéversion. Le doigt, porté entre le col et la partie antérieure du vagin, trouve la matrice rapprochée de la symplyse du pubis, et sa face antérieure sur laquelle le doigt repose paraît dure, volumineuse, hypertrophiée, tandis qu'il n'en est rien; en portant le doigt à la partie postérieure du col et en ramenant l'utérus dans sa direction naturelle, l'illusion se dissipe, et l'engorgement prétendu de la face antérieure du corps disparaît. Le col dans ce cas est entr'ouvert; mais sa circonférence n'offre point de traces d'altération. Il livre passage à un écoulement muqueux purulent, qui varie singulièrement pour la quantité, la consistance et la couleur. Le caractère le plus significatif de l'écoulement c'est lorsqu'il est séreux, clair et souillé parfois de quelques stries de sang. Souvent l'écoulement manque complétement.

Si la maladie occupe en même temps le corps et le col de la matrice, indépendamment des symptômes ci-dessus, le toucher indique ceux de la lésion du col. Le plus souvent le col seul est malade, et ce n'est qu'à une période avancée de la maladie qu'elle s'étend au corps et aux parties environnantes.

Nous devons prévenir qu'en poursuivant l'examen des symptômes du cancer utérin, nous les considérerons toujours comme l'expression d'une seule et même lésion, quelle que soit la diversité des formes sous lesquelles elle pourra se montrer. En faisant de ces formes variées, qui doivent être rapportées au même principe, autant d'espèces différentes, essentiellement distinctes les unes des autres, on s'est éloigné de l'unité organique qui caractérise toutes ces variétés à leur point de départ; on a créé des entraves à la pratique, et des complications à la théorie, sans utilité réelle pour l'art de guérir. L'excellent ouvrage de M. Duparcque n'est pas à l'abri de ce reproche, le seul peut-être un peu sérieux que nous puissions lui adresser.

Lorsque ces variétés de forme se présenteront dans le cours de notre description, nous les signalerons en les appuyant, toutes les fois que cela nous sera possible, d'un exemple propre à les faire reconnaître.

Le squirrhe, que nous considérons comme un des degrés du cancer, est un des états pathologiques du cancer utérin qu'il est le plus difficile de distinguer d'autres lésions anatomiques de cet organe, qui ont avec lui la plus grande analogie, et qui s'observent à la suite de ses phlegmasies chroniques. Il se manifeste au début sur un point très-limité, sous la forme d'un petit pois dur, qui augmente plus ou moins rapidement de volume, et présentant une surface inégale et bosselée, où s'observent déjà quelques élancemens caractéristiques. Les points squirrheux se multiplient sur l'une et l'autre lèvre; ils forment dans la circonférence de l'orifice un bourrelet dur et inégal. Ils occasionent jusque-là peu de douleur, et le toucher n'en réveille presque aucune. Plus tard les tissus environnans passent à l'état d'inflammation, se boursouflent et remplissent les enfoncemens qui séparent les tubercules. La surface du col, plus volumineuse, reprend son poli et son nivellement ; mais elle perd son insensibilité. Le toucher excite alors des douleurs plus ou moins vives, qui doivent être attribuées à l'inflammation additionnelle. C'est alors aussi que la substance cérébriforme s'infiltre, lorsqu'il en existe, dans les tissus aréolaires, ou se présente par masses, et que commence le ramollissement des tumeurs. La marche de ce ramollissement n'est pas la même dans toutes ; les unes sont déjà ramollies presque complétement, d'autres le sont légèrement, tandis que sur quelques points la dégénération semble être encore à son état de crudité. S'il n'existe qu'un seul tubercule cancéreux, il n'intéresse d'abord que le tissu qui l'avoisine, et il n'occupe qu'une partie du col, la lèvre antérieure ou la postérieure, ou son orifice, et il offre sur ce point les caractères que nous venons de signaler, et qui font contraste avec le reste du col encore sain. La maladie peut parcourir toutes ses périodes, et à l'autopsie on trouve les désordres qu'elle a produits renfermés dans les limites étroites qu'elle occupait ; ou bien, sans envahir un plus grand espace de l'utérus, elle a jeté de profondes racines sur des organes plus ou moins nombreux et plus ou moins éloignés du point de départ.

Le cancer formé par l'altération cérébriforme est celui qui se présente le plus rarement dans les engorgemens squirrheux de l'utérus. La présence de cette matière, soit infliltrée, soit réunie en masse dans ces engorgemens, accélère le ramollissement, l'abcédation et l'exulcération de la tumeur cancéreuse, et la fait ainsi passer plus rapidement de l'état d'engorgement simple en apparence, à l'état de cancer confirmé (1).

Le ramollissement de la matière cérébriforme n'est pas la seule circonstance qui donne au toucher la sensation d'une tumeur molle et dégénérée. Une congestion sanguine, une infiltration du sang dans la tumeur squirrheuse, par suite de l'altération et du détritus des vaisseaux sanguins, produisent un effet analogue. Cette dégénération est marquée par la couleur bleuâtre de la tumeur et par l'exsudation d'un sang noir de sa surface.

Ce ramollissement, parvenu au point de former une matière homogène, pulpeuse, sans traces d'organisation, ne tarde pas à rompre les parois du kyste dans lequel cette matière est renfermée. Il s'établit alors une ulcération profonde, à bords découpés et renversés, qui constitue le troisième degré du cancer, sur lequel nous ne tarderons pas de revenir.

Si, à l'instar du cancer des mamelles, le cancer de l'utérus était formé le plus souvent par la matière cérébriforme, nous aurions peu de chose à

____

(1) Duparcque, ouv. c., p. 392.

ajouter à ce que nous venons de dire sur la marche de cette dégénération inorganique. Mais la marche de cette maladie, dans ce dernier organe, diffère généralement de celle qu'elle suit dans le sein. Presque constamment le cancer utérin procède de la surface extérieure de l'organe à ses tissus sous-jacens. Au lieu de finir par l'ulcération superficielle, c'est par elle qu'il commence, et c'est ce qui a donné dans ces derniers temps une si grande importance à l'étude de ces ulcérations, dans lesquelles des praticiens habiles ont cru voir le point de départ de tous les cancers de la matrice. Cette généralisation est une erreur. L'ulcération est le premier symptôme local du cancer de la matrice dans la généralité des cas : cela est vrai ; mais pour qu'elle soit un symptôme du cancer, il faut que déjà le cancer existe. Autrement elle est le symptôme d'une simple phlegmasie de la muqueuse, si différente dans sa marche et sa terminaison.

Les mêmes difficultés, qui empêchent souvent de distinguer le squirrhe des indurations simples de la matrice, se présentent quand on veut établir la ligne de démarcation qui sépare les ulcérations cancéreuses du col de la matrice des ulcérations d'une étiologie différente. Ces ulcérations primitives, cancéreuses ou non, se présentent sous le même aspect : la simple érosion de la membrane muqueuse. Ce n'est qu'après une durée plus ou moins longue qu'elles commencent à se dessiner par des traits particuliers qui leur sont propres.

Lorsque l'ulcère cancéreux paraît sans avoir été précédé de l'engorgement squirrheux du col, les malades éprouvent des douleurs peu vives; c'est une sensation agréable plutôt que pénible qu'elles ressentent, une espèce de prurit qui les excite au coït. L'ulcère n'est accompagné ni de gonflement considérable, ni d'endurcissement profond; sa surface est recouverte d'une couche grisâtre, comme inorganique, qui se détache et se renouvelle sans cesse. Il s'étend plus tard dans le tissu sous-jacent et aux parties environnantes. Il affecte plus fréquemment la lèvre postérieure et l'orifice du col, que la lèvre antérieure. Si on l'absterge au moyen des injections ou d'un bourdonnet de charpie, son fond, peu douloureux, paraît d'un blanc grisâtre; ses bords, inégalement découpés, sont légèrement indurés et résistans. L'aspect grisâtre de sa surface paraît dépendre de l'infiltration de la matière cérébriforme dans les mailles superficielles du tissu cellulaire.

Abandonnée à elle-même, cette ulcération s'étend en surface et en profondeur. Traitée convenablement, par les cautérisations surtout, elle se cicatrise pour reparaître bientôt après sur la cicatrice même, où sur ses limites avec les parties saines, où sur tout autre point du col. Traitée de nouveau, elle disparaît encore, mais pour se reproduire avec la même persévérance que l'on met à la combattre. Elle finit par triompher des efforts de la thérapeutique et par conduire sa victime au tombeau. Cette opiniâtreté de la maladie à se reproduire sans cesse est le trait caractéristique de sa nature ; elle est la preuve incontestable de la diathèse, dont elle dépend.

La marche de cette ulcération est beaucoup plus lente que celle de l'ulcère qui succède à un engorgement squirrheux ramolli. Dans ce dernier cas, la maladie a déjà fait de grands ravages ; elle a jeté des racines profondes ; elle a altéré l'organisme lorsque l'ulcération vient la mettre dans tout son jour. Cette ulcération elle-même a d'emblée tous les traits caractéristiques du cancer confirmé. Aussi ne laisse-t-elle aucun doute sur sa nature et sur ses conséquences.

Que l'ulcère cancéreux ait été précédé de l'engorgement squirrheux et de son ramollissement, qu'il ait occupé de prime abord la surface libre du col utérin, dès qu'il a résisté au traitement, il fait des progrès rapides et uniformes qui ne permettent bientôt plus de distinguer la manière dont il a procédé au début de sa manifestation.

Dans cette troisième et dernière période, ses bords, déchirés, indurés, saignans, se renversent ; de son fond, de toute sa surface, s'élèvent des bourgeons fongueux, mollasses, saignant au plus léger contact et fournissant un ichor putride d'une odeur infecte, analogue à celle de la pourriture d'hôpital plutôt qu'à toute autre odeur ; quelquefois, au lieu de ces végétations qui s'élèvent en forme de champignons, on remarque une destruction profonde et étendue de tous les tissus. Le col a disparu, ou il est confondu dans un détritus complet de tous ses tissus ; ou bien l'ulcération, rompant primitivement l'orifice utérin, a rongé, détruit, réduit en putrilage les parois de cet orifice, celles du col et du corps même de l'utérus ; elle a reçu alors le nom de cancer térébrant. Le doigt, introduit dans cet orifice infect, pénètre sans difficulté dans la cavité utérine, et on l'en retire couvert d'une sanie purulente à odeur repoussante. Et, chose remarquable, toutes ces perquisitions, qui ne se font pas sans effusion de sang et sans augmenter les écoulemens purulens, ne provoquent en général aucune douleur.

Quelquefois la désorganisation gagne les parois utérines, les ramollit, les perfore, et établit ainsi une communication entre la cavité utérine et la cavité péritonéale. Elle attaque les parois du vagin, surtout à son insertion autour du col, les cloisons vésico-vaginale ou recto-vaginale, les corrode, les détruit ; et les urines et les matières fécales viennent se mêler et se confondre avec la matière cancéreuse qui coule sur les parois indurées et corrodées du conduit vaginal. La vulve elle-même présente une induration de son tissu et des coarctations qui resserrent son orifice et rendent l'introduction du doigt difficile. Nous avons vu le cancer s'étendre aux trompes et aux ovaires, aux ganglions lymphatiques du bassin, en produire la tuméfaction, le ramollissement, l'abcédation, et le pus se faire jour, tantôt par la matrice, tantôt par le rectum., et ces évacuations purulentes avoir lieu autant de fois que de nouveaux tubercules se formaient et parcouraient leurs périodes jusqu'à l'abcédation.

De ces chairs fongueuses et putrides découle du sang noir, se détachent des caillots de sang putréfié, des lambeaux de chair ramollie. Quelquefois la matière fournie par l'ulcère ressemble à de la lie de vin. Enfin l'érosion des vaisseaux, qui ne se fait qu'en dernier lieu, cause des hémorrhagies abondantes et qu'aucun moyen ne peut réprimer. Ces hémorrhagies quelquefois soulagent les malades des horribles douleurs qu'elles éprouvent. Nous en avons vu qui désiraient leur retour, sans être arrêtées par la crainte de l'affaiblissement dans lequel ces grandes pertes de sang les jettent. Elles ne voyaient que le soulagement momentané ; et pour quelques unes la satisfaction de voir avancer par là le terme de leur déplorable existence, est vive et sincère.

Des envies continuelles de rendre les urines et les excrémens tourmentent les malades et ne leur laissent de repos ni jour ni nuit. La sortie de ces matières est accompagnée d'un sentiment d'ardeur brûlante dans le canal de l'urètre ou sur le fondement. C'est sur ce dernier point que quelques malades rapportent toutes leurs souffrances ; elles croient que leur maladie est dans le rectum.

Lorsqu'il y a un prolapsus de l'utérus et que le cancer se développe dans cette position, il s'établit entre l'organe et les parties environnantes des adhérences internes et multipliées, de sorte que le doigt est arrêté au-delà des grandes lèvres par une masse cancéreuse qui bouche l'entrée de la vulve, et l'empêche d'aller plus loin. D'énormes tubercules, séparés par des anfractuosités profondes, se présentent, les uns à l'état d'induration, les autres ramollis, quelques uns en pleine suppuration, et le doigt cherche en vain au milieu de ce désordre le col et l'orifice de l'utérus : ils ont disparu dans cette confusion générale de tous les tissus. Cette masse est quelquefois si volumineuse, qu'elle gêne, par sa pression sur le col de la vessie et sur le rectum, l'excrétion des urines et des matières fécales. Les malheureuses femmes, indépendamment des douleurs violentes qu'elles éprouvent, sont encore tourmentées par des besoins infructueux d'uriner et d'aller à la selle. Il faut les sonder, il faut solliciter artificiellement les évacuations alvines. Ces opérations, toujours nécessaires et répétées sans cesse, ajoutent encore à leurs tourmens.

Le vagin, la vulve, le périnée et l'anus participent souvent à la maladie dans ce dernier degré de l'affection cancéreuse ; c'est pour la malade une aggravation de souffrances qui les rend intolérables. Si la mort venait du moins promptement mettre un terme à cette horrible position ! mais ce bienfait se fait encore attendre long-temps. Des mois entiers se passent avant que le dernier terme de la cachexie cancéreuse amène l'extinction totale de la malade.

Dès la seconde période du cancer de la matrice apparaissent quelques symptômes généraux, d'abord peu significatifs, mais qui le deviennent de plus en plus, au fur et à mesure des progrès de la maladie. Les douleurs sont d'abord vagues et sans siége fixe. La malade les ressent dans les aines, dans les cuisses, dans le trajet parcouru par les nerfs sciatiques, puis dans les intestins et dans l'estomac, où elles s'accompagnent de trouble et de dérangement dans les fonctions digestives ; ces douleurs nerveuses déterminent des céphalalgies violentes, des palpitations quelquefois assez fortes et assez soutenues pour faire croire à une maladie du cœur. Lorsque les progrès du squirrhe ou de l'ulcération cancéreuse ont amené l'inflammation des tissus environnans, ces douleurs se localisent et se concentrent en quelque sorte sur l'utérus, et elles s'irradient de là dans ses ligamens ronds et larges, ou bien elles prennent plus d'intensité dans les organes où elles existaient déjà. Quelquefois les douleurs utérines, dès cette époque, deviennent atroces. Elles ne laissent aucun repos à la malade et elles hâtent son dépérissement et les progrès de la maladie au point de la faire parvenir à son terme fatal bien avant l'époque de la dégénération complète des tissus. Quelquefois même cette terminaison a lieu très-rapidement en peu de jours, par le fait seul de l'exagération des douleurs. C'est donc dans tous les cas un symptôme grave, lors même qu'il ne serait pas celui qui rend la maladie surtout insupportable. Il arrive néanmoins quelquefois, comme nous l'avons déjà fait observer, que la douleur manque ou est tellement insignifiante, que les malades n'en tiennent aucun compte et qu'elles restent dans une sécurité fatale sur leur état, dont rien ne leur révèle la gravité. C'est dans ce cas que la marche du cancer est surtout insidieuse et qu'il a fait des progrès funestes au moment où le médecin est consulté.

Il n'est pas possible qu'après avoir éprouvé des troubles aussi multipliés dans l'innervation, l'organisme ne se laisse pas pénétrer par l'infection qui s'exhale du vaste foyer de putréfaction que présente le cancer ulcéré.

L'altération dans l'organisation se remarque quelquefois dès la seconde période de la maladie, avant qu'on puisse l'attribuer à la résorption d'aucune matière cancéreuse qui n'est pas encore formée, et par le fait seul du trouble des fonctions assimilatrcies et sensoriales. Les malades perdent l'appétit, leurs digestions sont pénibles et lentes ; elles ont des goûts bizarres ; tantôt du dévoiement, tantôt de la constipation, accompagnés de petites coliques. Bientôt elles perdent leur fraîcheur, leur peau devient d'un blanc terne tirant sur le jaune-paille ; elles maigrissent ou quelquefois, au contraire, elles semblent prendre plus d'embonpoint ; mais cet embonpoint est sans fraîcheur, il tient plutôt de l'infiltration séreuse que de l'accumulation de la graisse dans les tissus aréolaires ; chez quelques unes le ventre se gonfle, et s'il survient quelque dérangement dans la menstruation, elles soupçonnent un commencement de grossesse, à laquelle elles attribuent les dérangemens survenus dans leur santé. Nous avons vu plusieurs fois cette erreur entretenir dans une funeste sécurité, pendant plusieurs mois, des femmes qui, se croyant enceintes, ne donnaient à leur santé aucun des soins qu'elle exigeait impérieusement. Consultant enfin sur une prétendue grossesse que le développement du ventre contribuait à rendre probable, on trouve la matrice tuméfiée par les progrès d'une affection cancéreuse déjà avancée. A ces motifs d'inquiétude viennent se joindre quelques élancemens rares dans le bas-ventre et sur le fondement, qui les aggravent.

Après un temps plus ou moins long de l'existence de ces symptômes, l'organisme, déjà profondément affecté, se trouve privé de sa puissance de réaction dont il aurait besoin pour résister à l'absorption de l'ichor putride du cancer et à l'infection générale qui doit en résulter. Là commence la cachexie cancéreuse que nous avons soigneusement distinguée de la diathèse. Celle-ci est la disposition spéciale de l'organisme, celle-là résulte du dernier terme de cette disposition développée spontanément ou mise en jeu par des causes diverses; l'une est cause, l'autre est effet; l'une et l'autre représentent un état morbide général dans ses degrés extrêmes, son point de départ et son dernier terme. La diathèse et la cachexie ne sont point des entités morbides; elles représentent une manière d'être toute particulière de l'organisme: la première, dans son état élémentaire; la seconde, dans son dernier degré de décomposition.

La cachexie est la viciation générale des solides et des liquides. Cette viciation, préparée par les développemens de la maladie, s'accroît rapidement par la résorption de l'ichor cancéreux. Nous sommes loin toutefois de faire jouer à cet ichor le rôle que l'humoriste Peyrilhe lui attribuait. Nous sommes bien convaincu que, de même que les veines pompent, pour ainsi dire, la suppuration dans les abcès où elle se forme et la transportent dans des organes éloignés, de même aussi elles peuvent puiser dans les vastes foyers cancéreux la matière putrilagineuse qui les remplit, la charrier dans le torrent circulatoire et porter ainsi dans tous les organes des matériaux viciés et impropres à leur entretien, comme à l'entretien normal de leurs fonctions. Mais nous sommes aussi forcé de reconnaître que la cachexie cancéreuse peut s'établir et parcourir toutes ses périodes sans l'intervention de cette infection humorale, puisqu'on la voit se développer dans quelques cas de cancers secs sans ramollissement, sans suppuration, et sous la seule influence des douleurs et de la fièvre hectique qui les accompagnent. Quoi qu'il en soit de la manière dont se développe cette altération générale de l'organisme qui constitue la cachexie, lorsque les femmes y sont parvenues, elles offrent le tableau douloureux du dernier degré des misères humaines. Leur peau sèche, écailleuse, noirâtre aux extrémités, d'un jaune verdâtre sur tout le corps, est terreuse et collée sur les os; les yeux enfoncés, le nez effilé, les lèvres décolorées, les dents fuligineuses donnent à leur figure un aspect cadavérique ; quelquefois il y a de la bouffissure et de l'œdème aux extrémités, qui gagne les cuisses et le bas-ventre , des selles colliquatives ou une constipation opiniâtre , des vomissemens porracés , des douleurs atroces , non seulement dans l'organe principalement affecté , mais encore dans les articulations, dans le périoste et le tissu profond des os. Enfin la fièvre hectique, les insomnies, des souffrances intolérables , et quelquefois des hémorrhagies abondantes viennent mettre un terme à cette horrible existence.

Nous terminerons l'esquisse de ce tableau par le fait suivant de dégénération cancéreuse, générale, rapporté à l'Académie de médecine par M. Sanson, et inséré dans le numéro du 1er mars 1834 de la *Gazette médicale*.

PREMIÈRE OBSERVATION.

Une femme de 40 ans , dit M. Sanson, était entrée à l'Hôtel-Dieu il y a quatre à cinq mois, pour un cancer dont l'origine , suivant elle, ne remontait pas à plus d'une année. M. Dupuytren jugeant l'opération impraticable, elle sortit de l'hôpital, où elle rentra de nouveau. Elle était dans un état de dépérissement très-prononcé, outre le cancer mammaire, on sentait diverses tumeurs dans l'abdomen. En se mouvant dans son lit, elle se cassa le fémur, et voulant remédier à cette première fracture, l'interne en occasiona une autre au fémur du côté opposé.

A l'autopsie, on trouva des tubercules squirrheux,

et quelques uns ramollis, dans les parois abdominales, le long des muscles sacro-lombaires et longs dorsaux, dans le poumon, dans le foie; le cœur, la rate et les reins en étaient, pour ainsi dire, seuls exempts; le système osseux en était gorgé; on en trouvait dans l'épaisseur des os du crâne; l'un d'eux même, de l'épaisseur d'une noix, avait traversé toute l'épaisseur du frontal. La colonne épinière, sciée longitudinalement, en montrait une quantité extraordinaire dans le corps de toutes les vertèbres. Les fémurs en contenaient également dans leurs épiphyses et dans le canal médullaire; ils semblaient s'être accrus de dedans en dehors. Là où ils étaient plus développés, les parois osseuses étaient amincies dans la même proportion, et c'est dans des points ainsi amincis qu'avaient eu lieu les fractures.

Il est difficile de trouver un exemple de diathèse cancéreuse plus convaincant.

Diagnostic différentiel du cancer de la matrice.

Nous arrivons à l'une des difficultés les plus grandes de notre sujet. Ce n'est pas, certes, à une époque avancée de la maladie que le médecin peut éprouver de l'embarras à la reconnaître. Ses traits généraux sont alors assez prononcés, les renseignemens fournis par le toucher sont assez positifs pour ne laisser dans son esprit aucun doute sur sa nature; mais il n'en est pas de même au début de la maladie. La difficulté pour lui assigner son véritable caractère, pour la distinguer des autres affections qui

lui ressemblent, est grande, le plus souvent insurmontable. Les caractères anatomiques, si précieux à
l'autopsie, manquent en partie sur le vivant. On
peut voir et toucher l'utérus malade ; mais on ne
peut pénétrer dans ses tissus, en les divisant, pour
apprécier les différences d'organisation que le mal a
établies entre les parties altérées et les parties saines. Nous avons rapporté les importantes recherches de M. Gendrin sur ce sujet ; elles servent puissamment à éclairer l'histoire de ces désorganisations ;
mais elles n'ont qu'une utilité restreinte quand il
s'agit d'établir leur diagnostic dans leurs premières
périodes.

Tous les auteurs s'accordent à reconnaître l'extrême difficulté, l'impossibilité même de distinguer
le squirrhe de l'utérus de l'engorgement simple et
de l'induration de son tissu. Dans l'un et dans l'autre état, le col est augmenté de volume et de densité, sa surface est lisse et polie ; si quelques points
paraissent proéminens, s'ils présentent une induration plus prononcée, ces caractères peuvent appartenir également au squirrhe ou à des indurations
partielles provenant d'inflammations ou de subinflammations partielles, avec hypertrophie des tissus.
L'absence de la douleur ou son degré peu élevé se
retrouvent dans le squirrhe et dans les hypertrophies simples, produites par des subinflammations,
par des engorgemens blancs.

« Dans les deux cas, dit M. Lisfranc (1), le tou-

____

(1) *Gazette médicale.*

cher fait reconnaître un utérus accru en volume,
soit en totalité, soit dans son col seulement ou dans
le corps de l'organe ; ce volume peut être porté à
des dimensions énormes. Les douleurs peuvent manquer dans les deux cas, ou se montrer également
lancinantes ; en sorte que les caractères différentiels
sont bornés aux suivans :

» 1° L'engorgement simple est moins dur et offre
au toucher une surface unie, tandis que le squirrhe
offre des bosselures et des inégalités. » Nous avons
dit que dans le squirrhe la surface était aussi unie,
et quant aux bosselures, qu'elles pouvaient dépendre
des hypertrophies partielles dues aux subinflammations des tissus.

« 2° Dans le squirrhe, la muqueuse du col est d'un
blanc mat, ce que M. Lisfranc n'a jamais observé
dans les engorgemens simples.

» 3° Le squirrhe se développe avec plus de lenteur ; ainsi quand l'engorgement date d'un à deux
mois seulement, s'il succède surtout à un avortement, à un accouchement ordinaire, à une brusque suppression des menstrues, nous jugeons, dit
le professeur, qu'il n'est point de nature squirrheuse. »

Ce jugement doit être bien incertain dans ce cas.

Nous avons vu plusieurs fois des engorgemens
simples de l'utérus persister pendant des années entières, sans avoir et sans acquérir pour cela le caractère squirrheux ; la date certaine du commencement de la maladie est d'ailleurs fort difficile à re-

connaître. Souvent elle précède les causes qui semblent lui donner naissance , et son origine remonte à un temps fort reculé. On ne peut donc infirmer son caractère squirrheux de ce qu'on la croit récente et de cause fortuite.

« 4° Enfin l'engorgement simple n'exige en général qu'un traitement d'un mois à six semaines , tandis qu'avec la médication la mieux appropriée, le squirrhe est beaucoup plus long-temps à guérir. »

C'est renvoyer après le résultat du traitement la détermination de la nature de la maladie. Nous savons bien que , squirrheuse ou non, les moyens thérapeutiques à lui opposer sont toujours les mêmes ; mais ce n'est pas de cela qu'il s'agit. C'est des signes différentiels que nous demandons , signes propres à faire distinguer ces tumeurs actuellement, et qui nous mettent à même de répondre catégoriquement, sans attendre le résultat d'un ajournement qui ne satisfait ni la malade ni le médecin.

Si un praticien dont l'expérience est aussi consommée en cette matière ne peut donner des signes diagnostiques plus précis , et dont la valeur n'autorise pas davantage à se prononcer sur cette question, on doit en conclure que les jugemens portés quelquefois avec le ton affirmatif sont bien sujets à réformation.

Nous avons dit que le cancer de la matrice débutait le plus ordinairement par l'ulcération , dont les progrès s'étendaient successivement aux tissus profonds de l'organe. Cette assertion , confirmée par l'expérience, explique la rareté des engorgemens squirrheux, et la fréquence comparative des indurations non squirrheuses. Il n'y a donc pas de témérité à déclarer l'absence du squirrhe toutes les fois que l'induration ne présente pas des signes plus caractéristiques de sa nature squirrheuse, que ceux que nous venons d'indiquer. Le traitement y gagnera d'ailleurs d'être suivi avec plus de régularité et de persévérance, après la conviction acquise de la curabilité de la maladie.

Les indurations du col et du corps de la matrice sont susceptibles de résolution ou de rester stationnaires pendant un temps indéfini ; et si elles font des progrès, c'est en volume et en densité, sans passer jamais au ramollissement, par où finissent les indurations squirrheuses. Quelquefois elles se terminent par l'ulcération, mais à la manière des tumeurs phlegmoneuses, par une sécrétion et une collection de pus, dont l'évacuation est suivie d'une cicatrisation durable de la cavité qui le contenait. Cette marche si différente de ces deux genres de lésions organiques établit le caractère essentiel de leur distinction ; mais cette distinction, qui ne peut se faire qu'à une époque avancée de la maladie, ne peut servir à établir son diagnostic avec quelque précision dans cette première période, période d'induration, que nous examinons.

Les tumeurs squirrheuses restent généralement plus long-temps indolentes que les simples indurations ; leur formation s'accompagne de moins de

symptômes inflammatoires que les autres ; elles déterminent dans leur principe des accidens moins
graves que ceux qui précèdent et accompagnent les
indurations. Le squirrhe au toucher paraît plus dur,
plus indolent , et sa température se rapproche davantage de l'état normal. Il a moins d'étendue et ne se
remarque en général que sur quelque point circon-
scrit de l'une ou l'autre lèvre, ou de la circonférence
de l'orifice du col de l'utérus. Les indurations s'é-
tendent plus haut dans le col ; souvent elles dépas-
sent la cloison vaginale et intéressent le corps de
l'organe dans une étendue plus ou moins grande ,
quelquefois dans sa totalité. L'inflammation chronique de la matrice , qui donne lieu à ces indurations , peut être confondue avec le cancer utérin.
Elle se manifeste par des symptômes souvent analogues ; elle peut être circonscrite dans quelques
points ou occuper tout l'organe. Dans ce dernier cas,
elle détermine une augmentation considérable du
volume et du poids de la matrice. Elle se distingue
du squirrhe par les variations fréquentes que l'engorgement présente , soit à la suite d'une excitation
nouvelle et d'une aggravation de la maladie , soit à
l'époque des règles ou sous l'influence du traitement.
Le tissu plus compacte du squirrhe ne se prête pas à
ce point à ces variations de forme. Nous avons aussi
remarqué qu'après l'usage des saignées locales et générales, la tuméfaction inflammatoire de l'utérus se ré-
duisait quelquefois presque complétement, bien que
la maladie ne fût point terminée , et que le même

engorgement se produisit de nouveau sous l'influence des mêmes causes qui l'avaient fait naître; ce qui fait qu'après avoir reconnu une induration volumineuse du corps de la matrice, on est tout étonné, après des évacuations considérables, de la trouver presque rentrée dans ses limites naturelles. Ces variations s'observent souvent; elles méritent d'être remarquées, parce qu'elles établissent une distinction bien tranchée entre l'engorgement simple de l'organe et la dégénération squirrheuse, qui ne se résout point ainsi.

Le squirrhe induré peut être confondu avec l'hypertrophie et avec toutes les tumeurs qui existent sans chaleur, sans changement de couleur à la peau, et sans fluctuation. Nous avons indiqué les signes peu caractéristiques qui servent à le distinguer des engorgemens simples, produits de l'inflammation chronique. Les signes qui le séparent des engorgemens de nature différente ne sont pas plus certains. Une mollesse non élastique, une fluctuation obscure et imparfaite, permettent de distinguer les tumeurs mélicériques et les loupes graisseuses du squirrhe induré; et plus tard, cette distinction s'étend au squirrhe ramolli par la présence des accidens locaux et généraux qui existent presque toujours dans ce dernier cas, et qui se remarquent si rarement à l'occasion des tumeurs que nous venons de signaler.

Les corps fibreux qui se développent dans les tissus de la matrice, et que les auteurs, pour la plupart, avaient confondus avec le squirrhe, offrent de grandes difficultés dans leur diagnostic comparatif. Lorsqu'ils se forment dans les parois du corps de la matrice, ce qui est le plus ordinaire, ils donnent lieu à la plupart des phénomènes morbides qui accompagnent le squirrhe ou les indurations de cet organe. A une époque rapprochée de leur origine, nous ne voyons aucun moyen de les distinguer de ces deux genres d'altération, si ce n'est l'absence de quelques uns des symptômes propres au squirrhe et aux indurations phlegmasiques, tels que la douleur, la réaction fébrile et les altérations diverses dans l'organisme. L'augmentation seule du volume et du poids de l'utérus les indique, et l'on sent combien de pareils signes sont insuffisans. Ce n'est que plus tard, lorsque par leurs progrès ils ont dilaté le col de la matrice, qu'ils se présentent à son orifice, et qu'ils le franchissent même, et s'engagent dans la vulve, qu'il est facile de les reconnaître à leurs surfaces (1) lisses, à leurs formes arrondies et régulières, à leurs délimitations tranchées d'avec les tissus sains, à une élasticité propre, et souvent à leur disposition pédiculée, qui contrastent avec les bosselures globuleuses, avec les adhérences intimes, et surtout avec la dureté mate, pesante et comme pierreuse du squirrhe.

(1) Bégin, *Dict. de médec. et de chirurgie pratique*, art. *Cancer.*

DEUXIÈME OBSERVATION.

Il y a quelques années, nous eûmes l'occasion de retrouver la plupart des signes distinctifs des tumeurs fibreuses, indiqués par M. Bégin, sur la parente d'un de nos plus célèbres accoucheurs. Cette dame, âgée de soixante-quinze ans, éprouvait depuis longues années les symptômes d'une maladie organique de l'utérus ; les pertes sanguines étaient surtout abondantes et presque continuelles dans les derniers temps. Elle éprouvait des douleurs atroces dans le bas-ventre. Par le toucher, nous reconnûmes la dilatation considérable du col utérin, occasionée par une tumeur lisse, arrondie, élastique, qui paraissait occuper la cavité utérine et avoir un volume plus considérable que celui de la tête d'un enfant fort et à terme. La matrice et la tumeur qu'elle contenait étaient descendues dans l'excavation du bassin, et paraissaient tellement serrées au détroit supérieur, que tous les accidens de l'enclavement en résultaient. A l'aide de plusieurs doigts et de la main entière introduits dans le vagin, nous parvînmes, après de grandes difficultés, à dégager et à repousser au dessus du détroit supérieur cette masse lourde et d'ailleurs peu sensible à la pression. Ces accidens cessèrent aussitôt que l'organe fut réintégré dans sa position normale. Si la malade n'eût pas été si âgée, si affaiblie par des pertes excessives, et si la cure palliative ne nous eût pas paru la seule convenable dans ce cas, nous aurions dû, à l'exemple de Dupuytren, porter des crochets sur cette tumeur, l'attirer hors de la matrice et de la vulve, et en faire l'extirpation. La position de la malade ne le permettait pas, et la réduction, encore possible, de la tumeur, était tout ce qu'il y avait à tenter. Il n'existait d'ailleurs aucune apparence d'affection cancéreuse de la matrice, qui avait été long-temps soupçonnée.

Lorsqu'enfin une tumeur, demeurée pendant long-temps indolente, morte, et sur la nature de laquelle le jugement du médecin avait dû rester incertain, devient graduellement le siége d'élancemens plus ou moins rapides et fréquens ; lorsque apparaissent sur sa surface des points ramollis, fluctuans, au dessous desquels la muqueuse s'amincit et s'enflamme, nul doute alors qu'elle ne soit squirrheuse et qu'il n'existe dans son intérieur des dégénérations déjà avancées. La fluctuation est tantôt franche et produite par des collections de liquides sanguins, ichoreux et puriformes, tantôt obscure ou imparfaite, et elle est le résultat de la végétation des fongosités mollasses qui soulèvent la peau et provoquent son irritation ulcérative (1).

(1) Bégin, ouvrage et article cités.

Diagnostic différentiel des ulcérations de la matrice.

Avant l'application du spéculum au diagnostic des ulcérations du col de la matrice, ces lésions, si nombreuses et si variées, échappaient presque toutes à la sagacité du praticien. Il ne les reconnaissait par le toucher que lorsqu'elles avaient assez d'étendue en profondeur pour présenter des bords élevés en relief ; et, tout en disant qu'il existait une ou plusieurs ulcérations, il restait dans l'ignorance de la plupart des caractères physiques qui servent à les différencier. C'était une grande lacune dans la science du diagnostic de ces maladies. La découverte ou l'usage rendu vulgaire du spéculum est venu la remplir, pour le soulagement de l'humanité et la satisfaction du médecin.

L'application de cet instrument, faite avec persévérance depuis quelques années par MM. Ricord (1) et Cullerier à toutes les femmes qui se présentent ou qui sont reçues à l'hôpital des vénériens de Paris, a produit des résultats d'un intérêt immense pour la connaissance approfondie des maladies réputées vénériennes, résultats dont on ne se doutait même pas avant l'usage de ce mode d'exploration.

Nous devons à la bienveillance particulière de

____

(1) *Mémoires sur quelques faits observés à l'hôpital des vénériens de Paris* (Mémoires de l'Académie royale de médecine. Paris, 1832, tom. 2, pag. 159).

M. Cullerier, chirurgien habile qui dirige cet établissement avec autant de zèle que de lumières, d'avoir pu vérifier sur un grand nombre de femmes malades, réunies dans un même local, l'utilité du spéculum, et d'avoir pu saisir à leur première apparition les nombreuses nuances que ces altérations présentent. Quoique ces lésions à l'état simple n'appartiennent pas directement à notre sujet, on nous pardonnera de leur consacrer un chapitre étendu, à cause de leur importance pathologique et du jour tout nouveau sous lequel leur histoire doit être présentée. Comme d'ailleurs elles ont été considérées comme point de départ du cancer utérin, il importe d'examiner la valeur de cette opinion en la soumettant à une discussion approfondie.

La plupart des femmes soumises à l'examen au moyen du spéculum étaient atteintes de vaginite seulement, ou de vaginite et de catarrhe utérin en même temps, ou de catarrhe utérin seulement. Chez celles qui ne présentaient aucun symptôme d'affection utérine et qui n'avaient pas eu d'enfans, le col était arrondi, légèrement allongé et conique, et son orifice, très-petit, béant, était placé presque au centre du sommet du cône; sa membrane muqueuse était lisse, polie; son aspect était d'un gris blanc tendant vers le rose. L'ouverture du col était ovale transversalement chez celles qui avaient été mères, et le col était généralement plus volumineux.

Lorsqu'il existait un catarrhe utérin, cas le plus

ordinaire, après avoir débarrassé le col et son orifice du mucus épais et filant qui les tapissait, on remarquait une rougeur plus ou moins vive de la muqueuse, à partir du point de la cavité du col que l'œil pouvait apercevoir, et s'étendant plus ou moins sur sa surface; quelquefois, à deux ou trois lignes seulement; dans quelques cas, envahissant toute la superficie du col; le point où cette rougeur inflammatoire s'arrêtait était marqué par la couleur d'un gris blanc, que nous avons indiquée comme étant celle de l'état normal. Le col, dans ces circonstances, nous a paru plus volumineux, plus dense, sans présenter aucune trace de désorganisation.

Chez quelques unes des malades, et même sur un assez grand nombre, il existait des ulcérations superficielles sur l'une ou l'autre lèvre ou au pourtour de l'orifice du col; chez plusieurs, des granulations; chez l'une d'elles, la muqueuse, complétement dépouillée de son épithélium, avait la rougeur vive framboisée et le poli luisant qu'on observe quelquefois sur la langue dans le cours des scarlatines.

La vaginite ne s'étendait pas à la matrice chez toutes ces femmes. Elle était parfois bornée aux parois du vagin, ce que le spéculum bivalve dont se sert M. Cullerier permettait de constater, et à l'orifice de la vulve ou bien à ce dernier seulement. Dans ces derniers cas, le col utérin se présentait dans son état normal, que nous avons décrit ci-dessus.

Ces rougeurs, ces ulcérations, ces granulations du col sont traitées par des applications d'eau de gui-mauve, de solution d'acétate de plomb, de pommade mercurielle, par des cautérisations avec le nitrate d'argent, auquel M. Cullerier ne voit pas produire l'effet, que lui reproche M. Lisfranc, de provoquer des écoulemens de sang, par le proto-nitrate acide de mercure et par l'huile de créosote. M. Cullerier voit les ulcérations se couvrir d'une pellicule blanchâtre et se cicatriser promptement sous l'influence de ce dernier médicament. Nous observerons que cette dernière substance est celle qui provoque les douleurs les plus vives ; car il est à remarquer que toutes ces cautérisations sont peu ou pas dou-loureuses.

Ces divers moyens sont mis successivement ou alternativement en usage suivant que ces ulcérations s'accompagnent ou non d'inflammation, et suivant le degré de cette même inflammation. Quand elle est vive, on s'abstient de toute exploration avec le spéculum. Les pansemens sont faits avec des plumas-seaux de charpie imbibés de décoctions émollientes ou narcotiques, ou de solution d'acétate de plomb, ou enduits d'onguent mercuriel, portés sur le col au moyen du spéculum et laissés en place jusqu'au len-demain où on les renouvelle.

Le traitement est ainsi continué pendant un ou plusieurs mois, quelquefois nécessaires à la guérison qui a lieu constamment. Mais les récidives sont fré-quentes. Elles reconnaissent le plus souvent pour cause le coït, dont les femmes doivent s'abstenir pendant long-temps après leur guérison, ou les écarts du régime, ou les retours périodiques des règles, ou la persistance de quelque vice dartreux ou psorique.

Par l'application du spéculum au traitement des écoulemens vaginaux, on parvient à tarir ceux qui prennent leur source dans l'utérus, lorsqu'ils reconnaissent pour cause l'inflammation ou l'ulcération de la muqueuse utérine. Cette cause de blennorhagie chez les femmes était entièrement ignorée avant ce nouveau mode d'exploration. Aussi plusieurs filles publiques sortaient-elles de l'hospice sans être guéries, lorque le siége de leur maladie était au dessus de l'entrée vulvaire, et que l'inspection se bornait aux parties extérieures de la génération. Cet inconvénient ne peut plus exister aujourd'hui qu'avec l'oeil on parcourt tout le conduit vaginal et la portion utérine qui peut être mise à sa portée. C'est un service important rendu à la société par les progrès de la science.

Nous avons remarqué que les émissions sanguines étaient rarement prescrites, que les pansemens, les bains, les injections et le régime faisaient presque tous les frais du traitement.

M. Cullerier ne voit jamais ces ulcérations devenir cancéreuses. Il pense qu'elles diffèrent essentiellement des ulcérations du cancer, dont l'étiologie est pour lui, comme pour nous, toute différente. Il attribue leur fréquence chez les femmes reçues dans son hôpital aux vaginites aiguës et chroniques, que les abus du coit et l'intempérance entretiennent et renouvellent sans cesse dans l'état de prostitution journalière où elles vivent.

Ces lésions se sont présentées toujours les mêmes à l'observation de M. Cullerier, depuis plusieurs années qu'il en a fait l'objet de ses recherches. Ce chirurgien expérimenté n'a observé que très-peu de variations dans leur mode de développement, leur marche et leur terminaison, toujours heureuse lorsqu'il a pu les traiter avec la persévérance nécessaire. Aussi ne les considère-t-il pas comme susceptibles de dégénérer en cancer, maladie qui a son caractère tout-à-fait distinct de celui des ulcérations que nous examinons. Cette assertion de M. Cullerier se trouve d'ailleurs confirmée par les rapports de MM. Colineau et Jacquin, médecins des maisons de détention de Paris, où sont également renfermées un grand nombre de femmes de prostitution, qui pour la plupart ont passé plusieurs fois par les traitemens de l'hospice des Vénériens. Ces honorables praticiens, qui ont l'occasion de voir un grand nombre de ces mêmes femmes parvenues à un âge plus avancé, n'ont point remarqué que le cancer de la matrice fût plus fréquent chez elles que chez les femmes qu'on rencontre dans la pratique ordinaire.

Pensant qu'on ne peut s'environner de trop de lumières dans l'étude des questions nouvelles, nous sommes allé interroger à l'hôpital de la Pitié de Paris, et les faits nombreux relatifs aux maladies de la matrice et la grande expérience du chirurgien habile qui, l'un des premiers, a vivement excité l'attention sur ce point important de la pathologie des femmes.

Une vaste salle du service de M. Lisfranc est consacrée au traitement des maladies de la matrice. Là, comme aux Vénériens, les exemples sont nombreux, les faits utiles à l'enseignement se pressent, et déjà l'expérience semble avoir prononcé. La première différence entre ce service et celui des vénériens dont nous avons été frappé, c'est qu'en général les malades de M. Lisfranc sont plus gravement atteintes que celles de M. Cullerier. On observe à la Pitié toutes les nuances des altérations de la matrice depuis la simple rougeur inflammatoire du col, jusqu'à la dégénération cancéreuse la plus avancée. Les exemples de ces désorganisations extrêmes y sont néanmoins assez rares par la précaution qu'a le professeur, dans l'intérêt de l'enseignement des élèves, de n'admettre dans la salle qu'un très-petit nombre de femmes chez lesquelles la maladie est au dernier degré.

Voici quelques unes des remarques que nous avons pu faire à la suite de nos visites dans cet hôpital et de nos conversations avec le chef habile qui le dirige.

La plupart des femmes que nous y avons vues, d'un âge plus avancé en général que celles reçues aux Vénériens, étaient affectées d'ulcérations du col plus ou moins profondes et étendues. Chez un petit nombre les ulcérations étaient récentes et superficielles ; elles avaient presque toutes leur siége sur la lèvre postérieure du col et au pourtour de l'orifice utérin ; quelquefois elles s'étendaient dans cet orifice sous forme de fissures. Chez les malades qui étaient depuis quelque temps en traitement et qui avaient subi plusieurs cautérisations, on remarquait sur le col, près de l'orifice, sur la lèvre postérieure, plus rarement sur la lèvre antérieure, des cicatrices bien fermées et solides . leur couleur blanche contrastait avec la teinte rosée de la muqueuse environnante. Quelques granulations miliaires furent signalées sur le col ulcéré de quelques malades; toutes ces malades étaient cautérisées avec le proto-nitrate acide de mercure. On exceptait celles qui avaient leurs règles ou qui présentaient des symptômes de phlogose trop prononcés : des injections émollientes, des bains et des saignées révulsives au bras, d'une demi-palette ou d'une palette, leur étaient prescrites. Ces petites saignées sont répétées fréquemment pour peu que l'utérus offre quelque apparence d'engorgement sanguin ou d'inflammation. Comme aux Vénériens, ces cautérisations excitaient très-peu de douleurs ; le plus souvent, les malades n'en manifestaient aucune.

Une malade, sur laquelle l'amputation du col avait été pratiquée quatre ans auparavant, était entrée à l'hôpital pour des ulcérations développées sur la cicatrice; ces ulcérations avaient été cautérisées et elles touchaient à la cicatrisation. Cette nouvelle guérison était citée par le chirurgien comme une preuve du succès de l'amputation du col et de la possibilité de guérir les affections cancéreuses de la matrice d'une manière radicale. Il nous parut plus rationnel de retrouver dans ce fait la funeste aptitude à la récidive des maladies cancéreuses. Si nous pouvions former des conjectures sur l'avenir de cette femme, nous dirions que cette première récidive est un fait grave ; qu'elle ne tardera pas d'être suivie de l'apparition de nouvelles ulcérations, qui feront probablement des progrès plus rapides et entraîneront la perte de la malade.

Deux cancers ulcérés et térébrans se sont offerts à notre observation. Chez la première malade, le col était induré dans toute sa circonférence ; son orifice ramolli était assez dilaté pour permettre l'introduction du doigt, qui rencontrait dans toute la cavité du col un tissu mou, pulpeux, saignant et répandant une forte odeur cancéreuse. Cette malade, considérée comme incurable, éprouvait peu ou point de douleurs, lors même que le doigt pénétrait profondément et revenait chargé de détritus sanguinolent.

La seconde malade offrait une particularité qu'il importe de noter. Le col se présentait au toucher avec les apparences de l'état normal ; mais en dirigeant le doigt vers l'orifice, on le trouvait assez dilaté pour permettre son introduction, et en avançant vers son orifice interne on rencontrait une excavation remplie de putrilage cancéreux tellement avancé, qu'il n'y avait rien à tenter pour la guérison de la malade. Un examen superficiel, comme souvent il en est fait, aurait laissé dans la croyance que la totalité du col était saine et qu'il n'existait point d'état maladif. L'erreur du diagnostic eût été d'autant plus facile à commettre dans ce cas, qu'il n'existait sur l'extérieur de la malade aucune trace de cachexie cancéreuse.

M. Lisfranc a établi depuis longues années le service où il traite particulièrement les maladies de matrice. Il a fait suivre et observer à domicile la plupart des femmes sorties guéries des ulcérations qu'elles portaient au col de l'utérus. Il a eu très-rarement l'occasion de signaler chez elles le retour de ces ulcérations, et il n'a pas vu le cancer succéder à ces ulcérations. Les avantages obtenus par la pratique de ce chirurgien doivent lui paraître d'autant plus méritoires qu'il est convaincu, et c'est l'opinion qu'il professe, qu'il prévient, par la guérison de ces ulcérations, des cancers utérins dont elles sont, dans le plus grand nombre des cas, le premier symptôme. Ces ulcérations étant pour lui le point de départ de la maladie, il en prévient le développement, il l'éteint pour ainsi dire dans son origine, en l'empêchant de se propager de proche en proche aux tissus sous-jacens et d'infecter plus tard tout l'organisme. Nous avons dit ailleurs ce que nous pensions de cette théorie des affections cancéreuses, qui n'est point la nôtre. Nous ne reviendrons pas sur ce sujet. Nous observerons seulement que c'est avec quelque peine que nous avons remarqué la rareté des cancers confirmés dans cette clinique, qui doit présenter toutes les nuances de ces terribles désorganisations. Sans doute il est satisfaisant de guérir le plus grand nombre des malades que l'on traite; mais il est médical aussi d'offrir en regard le tableau des maladies du même organe et de la même espèce que l'on sait être réfractaires à tous les moyens de la thérapeutique. La science et l'instruction des élèves y gagneraient, et la célébrité du maître n'en éprouverait aucune atteinte.,

L'anatomie pathologique, comme M. Gendrin l'a démontré, fournit les moyens de distinguer, de manière à ne pas s'y méprendre, les altérations du tissu qui appartiennent aux ulcérations cancéreuses, de celles qui sont le résultat des phlegmasies chroniques. Malheureusement elle n'éclaire pas d'une aussi vive lumière les différences qui séparent sur le vivant ces deux genres de lésion. L'œil et le toucher ne permettent de les juger qu'à la superficie de l'organe; ils ne peuvent pas, comme le scalpel, pénétrer profondément dans ses tissus pour mettre à découvert les altérations qu'ils ont subies; d'où la difficulté du diagnostic différentiel à établir entre les ulcérations simples, qui restent toujours simples, quel que soit l'abandon où on les laisse ou le traitement qu'on leur oppose, et les ulcérations primitivement cancéreuses, qui marchent vers une terminaison funeste, si on les abandonne à elles-mêmes, et qui persistent fréquemment ou se renouvellent le plus souvent, quelle que soit la persévérance avec laquelle on emploie les moyens les plus convenables à leur guérison.

Nous allons indiquer quelques uns des caractères distinctifs de ces ulcérations, en avouant toutefois que, dans la première période de la maladie, ils sont si peu tranchés, que l'observateur le plus expérimenté peut s'y tromper. Ces caractères deviennent plus tard d'une telle évidence, qu'il n'est pas permis de les méconnaître ; mais la maladie est alors parvenue au degré de l'incurabilité qui rend les secours de l'art tout-à-fait impuissans.

« L'ulcération simple, dit M. Duparcque (1), est superficielle et paraît n'avoir détruit que l'épithélium ou la couche muqueuse qui recouvre le col de la matrice ; elle peut s'étendre en superficie à toute la surface d'une lèvre du museau de tanche. Quelquefois cependant elle est moins étendue et un peu plus profonde ; dans tous les cas, la partie qui en est le siége n'offre pas d'engorgement remarquable autre que celui peu profond que doit produire l'inflammation qui accompagne l'ulcération. Ses bords sont peu saillans, comme usés en biseau, et d'un rouge qui s'étend en aréole décroissante d'une demi-ligne ou plus ; sa surface est égale, recouverte d'une couche jaunâtre, ou finement granulée et alors d'un rouge plus ou moins vif ; il en exsude un liquide pu-

____

(1) Ouvrage cité, p. 364.

riforme, filamenteux, quelquefois sanguinolent. » Cette ulcération est quelquefois linéaire, lorsque surtout elle est dans la direction de la cavité utérine, sur un des points de la circonférence de son orifice ; elle a alors la forme d'une fissure.

Cette ulcération est difficilement reconnaissable au toucher. Le doigt, promené sur sa surface, perçoit la sensation d'une surface molle et peu régulière, au lieu de celle de fermeté et de poli que donne le col de l'utérus en santé ; par le frottement sur le point altéré, on excite une douleur vive. Mais ces signes ne suffisent pas pour en assurer le diagnostic : le spéculum lève tous les doutes.

L'ulcère cancéreux a une disposition à s'étendre, autant en profondeur qu'en largeur : ses bords sont taillés à pic. Le tissu de sa base est plus ou moins gonflé, plus ou moins dur, suivant son degré d'ancienneté ; son fond est recouvert d'une couche grisâtre, qui se détache et se reproduit avec la plus grande facilité. La douleur dans l'ulcération simple nous a paru généralement plus aiguë et plus facile à réveiller que dans l'ulcération cancéreuse. C'est à cette dernière qu'appartient plus particulièrement ce prurit incommode et quelquefois agréable qui porte au coït. Cet acte est douloureux dans l'une et l'autre circonstance, et suivi d'écoulement de sang ; mais plus particulièrement dans l'ulcération simple. Les douleurs lancinantes, térébrantes, brûlantes, se remarquent plutôt à une époque plus avancée de la maladie cancéreuse. Plus d'une fois nous avons été frappé des angoisses inexprimables que faisaient éprouver à certaines femmes une simple érosion, l'ulcération la plus superficielle de la muqueuse utérine, tandis que des ulcérations du plus fâcheux caractère existent depuis long-temps sans manifester leur présence par des accidens tant soit peu graves. Notons néanmoins que de nombreuses exceptions viennent souvent infirmer cette règle générale.

L'ulcération simple est susceptible de guérison spontanée. Il est probable que les douleurs de peu de durée que les femmes éprouvent quelquefois dans la matrice et dans les parties environnantes, avec ou sans écoulement muqueux, et qui disparaissent sans le secours de l'art, dépendent de ces légères excoriations, qui se forment comme celles qu'on aperçoit parfois sur la membrane muqueuse des lèvres ou de la bouche. Cette maladie légère commence par une élévation aphtheuse de l'épithélium, qui s'excorie et laisse le réseau muqueux à découvert. Cette légère ulcération ne tarde pas à se couvrir d'une cicatrice pelliculaire. Il doit en être ainsi pour l'utérus, ce qu'il est d'ailleurs facile de constater dans les traitemens qu'on lui fait subir, pendant la durée desquels on voit ces aphthes et ces ulcérations paraître et se cicatriser promptement et sur divers points de la surface du col.

L'ulcération cancéreuse n'a pas dans sa marche cette bénignité et cette facilité à disparaître. Bien qu'elle soit souvent peu douloureuse, qu'elle incommode peu les malades, elle ne tend point vers une guérison spontanée. Elle peut rester stationnaire pendant long-temps, sans faire aucun progrès vers la guérison, et lorsque des circonstances favorables à son développement se présentent, elle s'étend en largeur et en profondeur, quelquefois avec une rapidité étonnante.

Quelques observations, prises dans notre pratique ou dans la pratique de confrères éclairés et estimables, jetteront de nouvelles lumières sur cette question du diagnostic différentiel, si importante et en même temps si difficile à résoudre.

TROISIÈME OBSERVATION.

Ulcération simple du col de l'utérus.

Une dame âgée de quarante-deux ans, éprouvant depuis quelque temps des retards prolongés dans le retour de ses règles, tourmentée par des apparitions fréquentes d'éruption dartreuse, et n'ayant pas été exempte dans sa jeunesse de tout vice syphilitique, ressentait depuis quelques mois une pesanteur incommode sur le siége, des élancemens assez vifs à la partie supérieure du vagin, des douleurs dans les aines et dans les cuisses, qui l'empêchaient de se livrer aux longues promenades qu'elle avait l'habitude de faire à pied ou en voiture. Inquiète sur sa position, dont elle redoutait les suites, cette dame me fit appeler.

Le toucher, que je pratiquai immédiatement, ne me fit reconnaître qu'un peu d'engorgement du col et du corps de la matrice, sans dureté anormale. Il réveilla, près de la commissure droite du col, une douleur assez vive, mais sans fournir les moyens d'en apprécier la cause ; les légères inégalités observées sur ce même point, jointes à la douleur, n'étant pas des signes suffisans pour établir sûrement le diagnostic. Au moyen du spéculum, je vis sur le lieu désigné une excoriation superficielle, ayant une ligne ou deux de diamètre, et entourée d'une aréole rouge de peu d'étendue.

Cette dame avait depuis long-temps l'habitude de se faire saigner fortement deux ou trois fois par an. Depuis dix-huit mois elle avait négligé de se faire ôter du sang, ce qu'elle considérait comme une précaution utile à sa santé. Elle ne doutait pas que ses souffrances ne provinssent de cette cause : tel fut aussi mon avis. Deux saignées du bras pratiquées à un jour d'intervalle l'une de l'autre, des injections émollientes et narcotiques, répétées plusieurs fois chaque jour, des bains généraux, un régime doux et peu substantiel, et le repos, amenèrent en quinze jours la cicatrisation de l'ulcération, le dégorgement de l'utérus et le rétablissement de la malade.

QUATRIÈME OBSERVATION.

Ulcération superficielle du col avec catarrhe utérin.

Dans le mois de janvier 1832, je fus appelé chez madame G., âgée de trente-quatre ans, d'une belle constitution, et présentant les apparences d'une bonne santé. Cette dame m'apprit qu'elle était tourmentée depuis plusieurs années par un écoulement leucorrhéique, qui lui rendait, disait-elle, les approches de son mari très-douloureuses, et par suite très-redoutables; qu'après ces approches il lui arrivait parfois de trouver son linge taché par quelques gouttes de sang; que l'exercice à pied ou en voiture lui était pénible et lui occasionait des douleurs dans le bas-ventre et des pesanteurs sur le siége; qu'elle craignait enfin d'avoir un *ulcère* à la matrice.

Je trouvai effectivement cet organe engorgé, pesant et descendu jusqu'à un demi-pouce de la vulve. Le toucher fut peu douloureux; mais le doigt rapporta des mucosités sanguinolentes. Les parties extérieures de la génération, les parois du vagin et le col utérin étaient abreuvés par la matière d'un écoulement abondant. Le spéculum introduit, le col et son orifice débarrassés, au moyen d'un pinceau de charpie, des glaires épaisses et filantes qui les obstruaient, je découvris sur la lèvre postérieure, près de l'orifice du col un peu dilaté, une ulcération de l'étendue d'un centimètre, arrondie, à bords taillés en biseau, légèrement élevés, et formant à leur centre une dépression où était l'ulcère; sa surface était rouge et granulée, et peu douloureuse.

Je fis prendre des bains et pratiquer des injections avec une décoction de guimauve et de morelle. Au bout de quelques jours je touchai l'ulcère avec un pinceau de charpie imbibée d'une solution affaiblie de protonitrate acide de mercure. Les injections avec l'acétate de plomb, à la dose de deux gros par pinte d'eau, furent substituées aux premières, et continuées pendant une quinzaine de jours.

L'écoulement avait alors sensiblement diminué, et la cicatrisation de l'ulcère était à peu près terminée, lorsque la malade fut obligée de faire un voyage.

Il fut convenu qu'elle me tiendrait au courant de sa maladie, si elle persistait ou si elle s'aggravait. N'ayant pas reçu de nouvelles de cette dame, j'ai lieu de croire que sa guérison a été solide.

J'ai trouvé chez cette dame, ce que j'ai observé depuis aux Vénériens, le catarrhe utérin accompagné de l'ulcération de la muqueuse du col ou de son orifice, et j'ai vu que la guérison de celle-ci contribue puissamment à tarir l'écoulement concomitant ou secondaire qui se remarque dans des cas semblables.

Ulcération avec engorgement du col de l'utérus.

Des ulcérations simples peuvent exister, par le fait d'une simple coïncidence, sur le col de l'utérus squirrheux; ces ulcérations peuvent se comporter comme dans les observations que nous venons de citer, laissant après leur cicatrisation le squirrhe sous-jacent parcourir ses périodes et s'ouvrir plus tard, après son ramollissement, par une plaie qui

réunit tous les caractères des ulcères cancéreux.
Dans ce cas le cancer procède de dedans en dehors;
cette marche, qui lui est ordinaire dans les organes
glanduleux, il l'affecte rarement lorsqu'il siége dans
la matrice. C'est ce qui nous a décidé à suivre les
développemens de la maladie de la superficie au
centre de l'organe, sans négliger toutefois de signaler par des faits la marche inverse qu'elle suit dans
quelques circonstances rares. .

L'induration du col de l'utérus, de nature non
squirrheuse, accompagne si fréquemment l'ulcération de la muqueuse, qu'il est rare de rencontrer
celle-ci sans que le col soit plus ou moins engorgé. Et
cela s'explique aisément par l'état d'irritation et
d'inflammation dans lequel l'ulcération entretient
les tissus à la superficie desquels elle est placée.

Existe-t-il quelque moyen de distinguer si cette
induration est squirrheuse ou non? Nous n'en connaissons d'autre que d'observer la marche de la
maladie. L'ulcération dans l'un et l'autre cas est
susceptible de cicatrisation, et se cicatrice si elle est
convenablement traitée. La guérison entraîne la résolution plus ou moins complète de l'engorgement
utérin, si cet engorgement est simple, s'il ne dépend
pas d'une diathèse cancéreuse. S'il en dépend, au
contraire, l'ulcération guérit, l'engorgement persiste, et tôt ou tard de nouvelles ulcérations apparaissent à sa surface, font des progrès que rien n'arrête, ou le ramollissement commence dans son centre, et finit par s'ouvrir largement, en présentant

à sa surface les larges anfractuosités que nous avons décrites.

CINQUIÈME OBSERVATION.

Ulcération avec engorgement non squirrheux du col ; guérison de l'ulcère ; résolution de l'engorgement.

Madame Charles, âgée de trente-quatre ans, d'une petite stature, d'une constitution nerveuse et irritable, avait eu plusieurs grossesses pénibles, suivies d'accouchemens laborieux, par la position vicieuse des enfans ou par leur volume disproportionné. Dans les intervalles fort courts de ses grossesses, elle éprouvait des pesanteurs sur le siége et des tiraillemens douloureux dans les aines, qui indiquaient un engorgement et un prolapsus de l'utérus. Cela ne l'empêchait pas de vaquer à ses occupations assez pénibles de marchande de vin.

Après son dernier accouchement, qui eut lieu au mois d'octobre 1833, et dans lequel l'enfant, d'un volume énorme, vint mort, par les fesses, madame Charles ne se rétablit pas comme à son ordinaire. Elle se leva néanmoins au bout de douze jours de couche ; mais elle ne tarda pas à ressentir, plus fortement encore qu'elle ne l'avait fait jusque-là, des pesanteurs sur le siége ; il lui semblait que quelque chose allait s'échapper par la vulve ; des douleurs dans les aines, qui cette fois correspondaient aux fesses et le long des cuisses, se faisaient vivement sentir.

10

Cet état persista pendant quinze jours. La fièvre survint, et madame Charles fut forcée de se remettre au lit. Je la vis cinq semaines après la couche. Il n'existait aucun écoulement; les douleurs signalées ci-dessus étaient vives quand la malade faisait le plus léger mouvement dans son lit; il lui était impossible de se tenir debout; son pouls était fréquent et dur, et tous les soirs il survenait une exacerbation de fièvre, qui se prolongeait dans la nuit, et se terminait le matin par des sueurs copieuses. Le doigt rapportait la sensation d'une chaleur vive à la partie supérieure du vagin, sur le col et à l'orifice utérin, qui était encore béant. Le col, volumineux et dur, était sensible dans toute son étendue; le corps présentait les mêmes signes d'altération, de phlegmasie prononcée. Quelques jours plus tard je découvris, au moyen du spéculum, sur la lèvre postérieure, une ulcération rouge, granuleuse, de l'étendue d'une pièce d'un franc.

Le repos absolu fut prescrit; des injections émollientes et des cataplasmes sur le ventre furent renouvelés plusieurs fois chaque jour; des lavemens à l'eau de son ou de guimauve furent administrés matin et soir, et trois petites saignées du bras furent pratiquées en six jours. Une diète absolue, des boissons délayantes prises en abondance, complétèrent ce traitement antiphlogistique, qui fut suivi sans variation pendant six semaines.

Au bout de ce temps, le dégorgement presque complet de l'utérus s'était opéré, et l'ulcération était cicatrisée. Les règles reparurent sans renouveler les accidens, et la guérison fut assurée. La matrice, descendue jusqu'à l'orifice vulvaire, était remontée de plus d'un pouce dans le vagin. Je n'ai pas eu connaissance depuis qu'elle se soit déplacée de nouveau.

Ici, engorgement, ulcération, tout avait le caractère aigu, provenait d'une inflammation récente, et devait céder et céda effectivement au traitement uniquement antiphlogistique, général et local. Dans l'observation suivante, l'induration, plus ancienne, offrait moins de chance de guérison, et laissait plus d'incertitude sur sa nature. Le résultat seul du traitement dissipa tous les doutes.

J'emprunte cette observation à M. Duparcque.

SIXIÈME OBSERVATION.

Engorgement; ulcère du col de l'utérus; saignées; sangsues au col de l'utérus; habitation à la campagne; frictions stibiées; guérison.

« Je fus appelé en consultation, dit M. Duparcque, avec M. Lisfranc, le 17 septembre 1830, chez madame L***, qu'on disait affectée d'un cancer de l'utérus.

Cette dame était âgée de trente-un ans, blonde, d'une belle carnation; elle avait eu un enfant à vingt-quatre ans. Il y avait un an et demi que pour la première fois elle avait eu une leucorrhée assez abondante, qui disparut à mesure que se manifestait une grossesse. Il y eut avortement à six mois ; les lochies coulèrent peu, et les douleurs des reins, qui avaient précédé la fausse-couche, continuèrent; les règles furent remplacées par un écoulement séro-sanguinolent, et leur époque marquée par un redoublement des symptômes morbides. Ainsi, élancemens, sentiment de chaleur dans les reins, d'érosion et de brûlure vers le bas du sacrum, d'inquiétudes dans les extrémités inférieures. Nous trouvâmes la cause de tous ces accidens dans un engorgement très-dur, mais régulier, du col utérin. Nous prescrivîmes : *saignées du bras répétées, injections et cataplasmes émolliens et narcotiques, repos absolu, diète sévère, boissons adoucissantes.* Je rassurai la malade en l'éclairant sur la nature seulement inflammatoire de sa maladie, et par la certitude d'une guérison complète.

Notre prescription fut irrégulièrement et incomplétement suivie; aussi les symptômes, d'abord calmés, reparurent-ils avec une intensité croissante. M. Dupuytren consulté annonce l'existence d'un cancer avec ulcération du col de la matrice; il conseille d'enlever promptement la partie malade.

Madame L*** désespérée vint me consulter, me fit part de ses inquiétudes et me demanda si je pensais, comme la première fois que je la vis avec M. Lisfranc, que sa maladie était curable. Je l'examine de nouveau; je trouve l'engorgement plus considérable, offrant un mamelon au milieu de la lèvre postérieure et, de plus, une érosion à la face interne de cette même lèvre. La malade se plaignait de douleurs continuellement sourdes et brûlantes, souvent aiguës, qui, de l'utérus, se répandaient dans toute la cuisse gauche; il n'existait aucune trace d'écoulement, si ce n'est un suintement sanguinolent et séreux de la surface de l'érosion, dont le fond grisâtre et granulé de rouge se dessinait sur la couleur blanchâtre légèrement rosée de la tumeur. Le cas était grave; cependant, en tenant compte du peu d'ancienneté de la maladie (13 à 14 mois environ), de son origine, ayant vu guérir des altérations plus anciennes et plus avancées, obligé d'ailleurs de calmer l'effroi qu'on lui avait inspiré, j'assurai à madame L*** que sa maladie, en augmentant d'intensité, n'avait pas changé de nature, et qu'elle était toujours susceptible de guérison.

Les saignées, la diète, le repos, les bains répétés, les injections, produisirent bientôt l'effet que j'attendais de l'emploi persévérant de ces moyens; ils furent surtout marqués à la suite de *trois applications de sangsues sur le col de l'utérus*, faites le 25 février, les 11 et 18 mars derniers (1831). Après chaque application, la malade se sentait soulagée de ses douleurs et se croyait guérie. Mais la résolution ne fut pas complète; les accidens furent renouvelés par des chagrins domestiques et le tracas d'entreprises commerciales gigantesques, qui l'empêchaient de prendre un repos si nécessaire à sa position. Pour se soustraire aux obstacles qui s'opposaient à sa guérison et pouvoir s'occuper exclusivement de son traitement, elle se relégua, d'après mon conseil, dans une campagne voisine de Paris. Depuis un mois qu'elle y était, une saignée du bras a été faite, une application de sangsues a eu lieu sur le col de l'utérus, et aujourd'hui (30 avril), le col est allongé, souple, conservant un petit point d'engorgement, du volume d'un noyau de cerise, dans l'épaisseur de la lèvre postérieure. Toutes les douleurs ont cessé, les règles ont été très-abondantes, et sans renouveler ou redoubler les accidens, comme cela avait eu lieu jusque-là. Enfin, j'ai l'entière conviction que la guérison complète sera obtenue promptement. »

Et plus bas, dans un *post-scriptum*, l'auteur nous apprend que son espoir n'a pas été trompé. Mais, avant que le succès ait été complet, il y a eu plusieurs rechutes, renouvellement des douleurs et de l'engorgement utérin et de l'ulcération, qui s'était complétement cicatrisée. Les mêmes moyens antiphlogistiques furent employés avec le même succès. La cure fut enfin complétée après le mois de septembre 1831, par l'usage d'un régime moins débilitant et d'eaux ferrugineuses, que la réapparition d'une leucorrhée abondante rendit nécessaires.

Cette observation prouve la difficulté du diagnostic des maladies de l'utérus, puisque celle que M. Dupuytren, ce chirurgien d'une si grande expérience,

avait prise pour un cancer incurable, a cédé, après
un traitement de plus d'un an, il est vrai, à la résignation de la malade et à la persévérance du médecin. De pareilles cures doivent toujours être ten-
tées, pourvu que les malades veuillent bien s'y prê-
ter. Il paraît ridicule „ au premier abord, de mettre
pour condition de la réussite le bon vouloir des
malades, qui ne devrait pas être mis en doute. Mais
pour peu qu'on ait eu des maladies de matrice à
traiter, on a pu se convaincre de l'extrême difficulté
qu'on éprouve à assujettir pendant des mois et des
années à un régime sévère et aux plus grandes privations des femmes impatientes, peu convaincues
de l'indispensable nécessité des privations de toute
espèce qu'on leur impose, et peu convaincues quelquefois, malgré ce renoncement à tous les plaisirs, de l'efficacité de leur soumission et des efforts
du médecin. Nous trouvons encore dans cette observation ce fait remarquable qui se rencontre dans
presque toutes les grossesses où la matrice est malade, l'accouchement prématuré. Nous n'avons
presque jamais vu la grossesse parvenir à son terme
dans de pareilles circonstances. Quant à l'heureuse
influence du séjour de la campagne, nous avons
eu plusieurs fois l'occasion d'en constater la réa-
lité.

Engorgement dur du col et, plus tard, de la partie antérieure du corps de la matrice ; ulcérations reproduites
successivement sur la lèvre antérieure , sur la lèvre postérieure et à l'orifice du col ; leucorrhée abondante ;
saignées générales et locales répétées ; cautérisations
multipliées ; guérison.

Madame Leroy, âgée de trente-quatre ans, fortement constituée, vive et irritable, colérique et
emportée, quoiqu'amie dévouée et généreuse,
bonne épouse et excellente mère de famille, fut
mariée à l'âge de dix-neuf ans. Elle a eu onze enfans
dans l'espace de douze ans, et presque toujours ses
accouchemens ont été laborieux par la longueur du
travail et par la position vicieuse des enfans, qui né-
cessita trois fois la version. Les deux dernières couches eurent lieu en 1829 et 1831. Elles furent plus
faciles que les autres, ce qui ne les empêcha pas d'ê-
tre suivies d'une douleur vive qui se développa dans
l'aine et le côté droit du ventre, dès le second jour;
cette douleur, qui avait son siége dans les ligamens
ronds et larges de l'utérus, s'accompagnait d'une
fièvre ardente; elle exigea l'emploi de moyens antiphlogistiques très-énergiques.

Dès long-temps avant la dernière grossesse, les
approches conjugales étaient douloureuses pour madame Leroy; elles le devinrent surtout après le dernier accouchement, et elles étaient suivies immédiatement de la perte de quelques gouttes de sang. Con-

sulté sur cette double circonstance qui motivait le re-
fus de la femme et excitait la mauvaise humeur du
mari, je dus prévenir celui-ci des inconvéniens graves
qui pouvaient résulter pour sa femme du peu de ménagement qu'il apportait dans ses rapports avec elle.
Il ne tint pas compte de mes avertissemens, et le 1er
janvier 1833, il se livra avec elle à des excès impar-
donnables.

Il se manifesta, dès le lendemain de ces excès, une
métrite aiguë, caractérisée par tous les symptômes
qui appartiennent à cette maladie : douleurs violentes dans le bas-ventre, dans l'aine et la fosse iliaque
droite ; tuméfaction et sensibilité extrême de ce
même côté ; constipation, envies de vomir, fièvre
ardente, sensation d'une chaleur brûlante dans le
vagin, qu'au toucher on retrouvait au col de la matrice. L'intensité de l'inflammation ne permit pas de
pousser plus loin les recherches. Quelques jours
après, je trouvai le col utérin volumineux ; sa lèvre
antérieure était surtout considérablement tuméfiée ;
il était du reste peu dur et peu douloureux ; sa surface parut lisse et sans inégalités ; son orifice entr'ouvert donnait issue à un liquide muqueux, épais et
très-abondant, qui venait de la cavité utérine. La
matrice, explorée par le vagin et par le rectum, était
lourde, volumineuse ; ses parois semblaient très-épais-
sies, et les secousses qu'on lui imprimait étaient
très-douloureuses.

Avec le spéculum, on voyait à l'orifice utérin une
rougeur assez vive de la muqueuse, qu'on remar-

quait disséminée çà et là sur divers points de la superficie du col.

Le repos absolu, des bains émolliens prolongés pendant trois ou quatre heures chaque jour, des injections et des lavemens émolliens, des boissons adoucissantes, une diète absolue et la saignée du bras pratiquée trois fois dans la première quinzaine, des frictions stibiées sur le bas-ventre et dans les aines, l'établissement d'un cautère à la cuisse, calmèrent l'inflammation.

Examiné à cette époque, le col présenta sur la lèvre antérieure du côté droit, où la douleur s'était conservée plus long-temps et se faisait encore sentir, à la place où l'on avait observé des rougeurs, deux petites ulcérations ; touchées plusieurs fois avec le proto-nitrate acide de mercure, ces ulcérations disparurent au bout de quelques jours, de même que le gonflement de la lèvre antérieure du col ; l'écoulement persista.

Après trois mois de ce traitement observé rigoureusement, madame Leroy, se trouvant bien, put se lever et se livrer daus sa maison à quelques unes de ses occupations commerciales. Elle passa le mois de mai à la campagne, où ses douleurs se dissipèrent, et d'où elle revint dans un état plus satisfaisant.

L'écoulement leucorrhéique avait néanmoins toujours lieu, mais d'une manière variable pour la quantité comme pour la consistance de la matière, qui était tantôt abondante, épaisse et jaune, tantôt rare, glaireuse, filante, et parfois sanguinolente. Il n'existait plus d'ulcération sur la lèvre antérieure, qui était peu tuméfiée.

Dans le courant du mois de septembre, madame Leroy se trouvait de nouveau plus souffrante; ce qui pouvait être attribué en partie à des emporte-mens fréquens de colère auxquels elle s'était livrée, à la quantité énorme de poivre qu'elle mangeait chaque jour, et pour lequel elle avait un goût si en-traînant, qu'elle en mettait par poignée dans tous ses mets, et qu'il lui était impossible de résister à ses désirs, comparables aux goûts bizarres de cer--taines femmes chlorotiques, enfin à l'impossibilité de -lui faire observer le repos. Examinée de nouveau à cette époque par M. Lisfranc et par moi, nous dé-couvrîmes sur la partie latérale et postérieure du col, une nouvelle ulcération de la largeur d'un cen--time, et d'un rouge foncé. Nous la touchâmes im-médiatement avec un pinceau de charpie imbibé de proto-nitrate acidé de mercure.

Je réitérai cette cautérisation tous les huit jours jusqu'au mois de novembre, où l'ulcération parut complétement cicatrisée. Il ne restait plus alors sur le col qu'une petite végétation rougeâtre, peu sensible au toucher et légèrement indurée à sa base. Je la touchai avec le caustique, et au bout de quelques jours elle avait disparu. L'écoulement muqueux était toujours abondant, et, quoique je n'aperçusse plus aucune excoriation de la muqueuse, madame Leroy éprouvait parfois des douleurs aiguës dans la matrice, qui la privaient du sommeil. Ces douleurs avaient lieu tantôt dans un point de l'utérus, tantôt dans un autre, à droite, à gauche, dans le milieu du bassin, dans les aines, les cuisses et les fesses ; elles paraissaient n'avoir aucun rapport de dépendance ou de cause avec les ulcérations, qui le plus souvent n'existaient pas. L'orifice utérin ne présentait plus la rougeur qui accompagne la leucorrhée aiguë. Le col, un peu volumineux, de même que le corps de l'utérus, étaient peu sensibles à la pression. Cet état n'expliquait pas les douleurs aiguës, qui revenaient par crises, se prolongeaient pendant des nuits et des journées entières, puis disparaissaient tout à coup pour se reproduire le lendemain ou deux ou trois jours plus tard.

J'avais jusque là pratiqué régulièrement chaque mois deux petites saignées révulsives au bras, d'une palette à une palette et demie. Ces émissions sanguines avaient procuré un soulagement momentané dans les commencemens du traitement ; mais leur efficacité décroissait au fur et à mesure de la prolongation de la maladie. Les narcotiques, l'opium surtout, administré en lavement, calmaient plus sûrement les douleurs, qui paraissaient avoir le caractère nerveux plutôt qu'inflammatoire.

Les ulcérations avaient complétement disparu du col de l'utérus, dont l'état anatomique était d'ailleurs devenu satisfaisant. Mais en explorant le corps de l'organe par le vagin et par le rectum, on le trouvait volumineux et sensible à la pression. Il existait un prolapsus assez considérable. De nouvelles saignées étaient indispensables pour faire disparaître ce nouvel engorgement, dont l'existence pouvait peut-être remonter à quelques mois. L'efficacité décroissante des saignées du bras me fit donner la préférence aux saignées locales, faites sur l'organe même. Cet avis fut entièrement partagé par un de mes habiles confrères, M. Hervez de Chégoin, qui vit la malade avec moi. Douze sangsues furent posées sur le col; elles provoquèrent une perte de sang abondante qui soulagea la malade; le volume de la matrice diminua rapidement; quelques jours après, il avait presque le type normal. Plusieurs applications de sangsues furent ainsi faites dans les deux mois qui suivirent, et chaque fois l'organe semblait reprendre ses dimensions naturelles. De nouvelles ulcérations se montrèrent alors sur le col. Cette fois, je les combattis avec un nouveau moyen qui m'avait déjà réussi, la créosote. Les ulcérations furent touchées avec ce produit de la distillation du goudron, étendu de quatre parties d'eau; il en résulta une douleur tellement vive, que la malade s'écria que je lui avais arraché la matrice. Une injection d'eau froide faite aussitôt, et maintenue sur le col au moyen du spéculum, ne tarda pas à calmer la douleur. L'ulcération se couvrit d'une espèce de pellicule d'un blanc grisâtre, dont la formation était due à la propriété qu'a la créosote de coaguler l'albumine et de cicatriser les plaies. Dans les applications suivantes que je fis de ce médicament, j'eus soin de l'étendre d'une plus grande quantité d'eau. Toujours il produisit le meilleur effet, faisant disparaître en peu de jours les ulcérations, et diminuant sensiblement l'écoulement leucorrhéique. J'allai même jusqu'à faire des pansemens à demeure au moyen du pessaire en bilboquet, dans la cuvette duquel je plaçais un plumasseau de charpie imbibé de la solution créosotée.

A force de soins et de persévérance, j'étais parvenu à cicatriser définitivement et sans retour toutes les ulcérations qui s'étaient montrées sur toute la surface du col et autour de son orifice, à obtenir la résolution de l'engorgement des tissus utérins et à tarir presque complétement l'écoulement. Les règles qui n'avaient jamais manqué, mais qui étaient précédées et suivies de douleurs aiguës, avaient eu lieu plusieurs fois sans accidens; l'introduction d'un pessaire, en remédiant au prolapsus de la matrice, permettait à la malade de faire quelque exercice; tout semblait nous présager une guérison, lorsqu'elle fut de nouveau reculée par des revers de fortune qui jetèrent la malade dans les plus grandes perplexités. Les ulcérations ne reparurent pas, mais la matrice acquit promptement, sous l'influence de ces causes morales, un volume considérable, notamment à sa face antérieure; comme elle était habituellement dans une légère antéversion, on eût dit que la face antérieure de son corps, que le doigt parcourait aisément, touchait presque à l'arcade du pubis. Cette circonstance d'antéversion aurait pu en imposer, si, avant d'explorer le corps, je n'avais pas eu la précaution de ramener l'organe

dans sa direction naturelle, au moyen du doigt porté
en forme de crochet entre le col et la paroi postérieure du vagin, et de ramener ainsi le col en avant.
Le prolapsus était si considérable, que le col touchait
et frottait sur la cloison périnéale.

Nouvelle consultation à la fin de juin 1834, avec
MM. Lisfranc et Hervez de Chégoin. Nous arrêta-
mes de revenir aux sangsues sur le col, au repos,
au régime adoucissant, et de faire respirer à la malade l'air de la campagne. Deux applications de dix
et quinze sangsues ont produit un dégorgement tellement prompt, que c'est chose étonnante que de
voir la matrice, après ces pertes de sang, revenue
aussi facilement à son volume normal. L'essentiel
est de prévenir de nouveaux accidens par l'éloignement des causes morales qui les ont renouvelés si
souvent, et de remédier au prolapsus qui occasione
de vives douleurs. Le pessaire en ivoire étant trop
dur et par suite douloureux, je lui ai substitué le
pessaire à cuvette arrondie et à queue en gomme
élastique pure. Ce nouveau pessaire, dont MM. Tan-
chon et Rognetta se disputent l'invention, a sur tous
les autres des avantages incontestables, et j'en augure
bien pour ma malade.

Depuis un an, la santé de madame Leroy s'est
raffermie; elle a repris des couleurs et de l'embonpoint. Elle a été des mois entiers sans éprouver aucune douleur de matrice. Elle peut aller, venir à
pied ou en voiture, sans pessaire et sans renouveler
les accidens. Quelques élancemens, qu'elle avait

éprouvés dans le mois de juillet 1835, lui ayant donné des inquiétudes, je m'assurai par le toucher et avec le spéculum que la matrice s'était considérablement élevée dans le bassin, qu'il n'existait aucune ulcération, ni aucun symptôme de phlegmasie de son col ni de son corps, et que son état présent peut être considéré comme l'état normal.

Je demande grâce pour la longueur de la dernière observation que je viens de rapporter; je n'aurais pas pu l'abréger davantage sans omettre des détails pathologiques et thérapeutiques qui ne sont pas sans intérêt. On me voit lutter pendant trois ans contre une inflammation qui se présente sous toutes les formes et toujours à la suite d'imprudences commises par la malade ou de son manque de persévérance dans les traitemens prescrits. On remarquera la facilité avec laquelle les engorgemens du corps de l'utérus se reproduisent et la promptitude avec laquelle ils disparaissent à la suite des saignées locales. Il faut avoir constaté ce phénomène plus de dix fois, comme je l'ai fait chez cette malade, pour être bien convaincu de cet effet désobstruant des sangsues appliquées sur le col, aussi prompt que constant, dans les engorgemens simplement inflammatoires de l'utérus.

Cette observation prouve aussi, ce me semble, qu'il faut autre chose qu'une inflammation, quelque étendue ou quelque opiniâtre qu'on la suppose; pour amener la désorganisation cancéreuse de la matrice. Pour peu que la diathèse cancéreuse eût

existé chez madame Leroy, quelles nombreuses occasions n'eût-elle pas trouvées à son développement,
dans ces douleurs, ces irritations et ces congestions
humorales sans cesse renaissantes! Heureusement,
cette dangereure disposition n'existant pas, cette
dame a pu guérir d'un mal qui autrement eût résisté
à toutes les ressources de l'art.

Nous aurions pu multiplier les citations de faits
pathologiques de l'utérus qui ne se rangent point
dans la classe des maladies cancéreuses ; mais nous
aurions encouru le reproche de prolixité, que nous
craignons déjà d'avoir mérité ; les observations que
nous avons rapportées nous paraissent d'ailleurs suffisantes pour faire ressortir la différence qui existe
entre les phlegmasies de l'utérus et ses affections
cancéreuses, dont nous allons donner quelques exemples et nous occuper uniquement dans la suite de ce
travail.

Le squirrhe de la matrice, par lequel le cancer de
cet organe débute rarement, comme nous l'avons
dit, peut encore être confondu avec la simple hypertrophie de ses tissus. Ce dernier genre de lésion,
qui consiste dans une exagération de nutrition de
l'organe, ne saurait être confondu, dans son étiologie,
avec les engorgemens et les indurations dont nous venons de parler, et le squirrhe qui va nous occuper.
La simple hypertrophie se reconnaît à une augmentation plus ou moins considérable de la matrice,
sans douleur, sans chaleur, sans ulcération quelconque, sans aucun signe d'inflammation. Si quelques

uns de ces caractères existent, la tuméfaction appartient aux engorgemens ou aux indurations ou au squirrhe de l'utérus. L'hypertrophie se développe sans douleurs, sans chaleur, sans donner lieu à des accidens généraux ; l'augmentation du volume et du poids de l'organe et la gêne qui en résulte , sont les symptômes qui décèlent son existence. En touchant alors, on trouve le col et quelquefois le corps de l'utérus avec un accroissement de volume considérable, qui peut faire croire à une grossesse. Le col hypertrophié est lisse et égal à sa surface ; il offre une rénitence et une élasticité particulières. Il ne dégénère point en cancer, et il se résout difficilement. Il reste le plus souvent stationnaire jusqu'à un âge avancé, ou il diminue sensiblement, lorsque la cessation de l'aptitude génératrice éloigne de la matrice les fluides que l'exercice de ses fonctions y appelait. J'ai retrouvé cette hypertrophie chez une femme de soixante ans. Elle occupait la totalité du col, qui avait le volume d'un œuf de poule ; il était rénitent, sans douleur à la pression, et il n'occasionait d'autre incommodité qu'une sensation de pesanteur sur le siége , quoique la matrice ne fût pas descendue. Un de mes confrères, qui avait donné des soins à cette dame et qui la vit de nouveau avec moi, m'assura que vingt ans auparavant il avait constaté chez elle cette hypertrophie, qui ne lui offrait d'autre différence qu'un peu de diminution dans son volume.

L'hypertrophie simple, combattue par les mêmes moyens que les indurations de nature différente, par les saignées locales et révulsives, et par le régime débilitant, se résout plus difficilement; mais aussi elle peut exister pendant un temps indéfini sans occasioner d'accidens graves. Il ne faut pas la confondre avec ces développemens du tissu utérin avec un ramollissement tel qu'il fuit sous la pression du doigt, comme une loupe athéromateuse, laissant l'impression d'une bouillie pultacée et presque liquide, ce qui constitue le cancer occulte.

Le début du squirrhe est difficile à saisir. Il commence avec une bénignité si grande, qu'il a déjà fait des progrès assez étendus lorsque les malades se décident à consulter. Leur attention sur leur état est éveillée par ces douleurs lancinantes et très-passagères auxquelles MM. Dupuytren et Cruveilhier ont donné le nom caractéristique d'*éclairs de douleur*, et par quelques uns des dérangemens dans les fonctions utérines que nous avons signalés, dérangemens qui parfois aussi ne se montrent pas, ce qui laisse les malades pendant un temps beaucoup plus long dans une sécurité perfide.

Au toucher, on trouve quelquefois le col sain en apparence; mais, en apportant plus d'attention dans ses recherches, on découvre sur l'une ou l'autre lèvre, ou sur l'orifice, un petit point, de la grosseur d'un pois ou d'un haricot, dur, arrondi, et faisant une légère saillie. Ce point induré est insensible au toucher, et la malade n'avait aucune idée de son existence. Plus tard, cette induration pisiforme a fait des progrès; elle a le volume d'une noisette;

elle a en même temps jeté des racines qui semblent l'unir plus intimement au tissu environnant ; elle fait une saillie, une bosselure sur le reste de la surface unie du col. Lorsqu'il existe plusieurs de ces tumeurs, on distingue plusieurs bosselures, en général inégales pour le volume, ce qui tient aux dates différentes du commencement de leur évolution. Quelquefois, au lieu de ces petits tubercules, on trouve une portion plus ou moins étendue du col, quelquefois sa totalité tuméfiée, indurée plus que dans l'engorgement inflammatoire, insensible à la pression, sans bosselures ni inégalités produites par la matière squirrheuse infiltrée dans les mailles du tissu utérin. C'est cet engorgement qu'il est le plus difficile de différencier. La couleur de la muqueuse qui revêt cette tumeur squirrheuse est d'un blanc mat, couleur que M. Lisfranc n'a jamais observée dans les engorgemens simples.

La maladie peut rester fort long-temps dans l'état de crudité que nous venons de décrire, des mois et parfois des années. Ses progrès sont marqués par les retours plus fréquens et la durée plus prolongée des élancemens, et l'accroissement ou seulement le début des accidens généraux ; ou bien par le simple ramollissement de la tumeur, sans douleurs lancinantes et sans apparence de dérangemens notables dans les fonctions. Ce ramollissement peut atteindre le degré de fluidité, et avoir détruit partie ou la totalité du col au moment où l'ulcération a lieu. Le développement spontané du squirrhe, sans causes apparentes qui aient pu lui donner naissance, est un de ses traits distinctifs les plus saillans; pendant que les indurations se forment sous l'influence des causes traumatiques; comme l'avortement, l'accouchement laborieux, ou d'une suppression des règles, ou d'un écoulement leucorrhéique, le squirrhe, trouvant dans l'organisme même la raison de son existence, se développe, pour ainsi dire dans l'ombre, à l'insu des malades et du médecin, qui ne sont quelquefois avertis de sa présence qu'alors qu'il a fait des ravages irréparables.

Il ne suffit pas toujours, pour le distinguer des autres engorgemens, des caractères assez peu tranchés que nous venons d'indiquer; il faut surtout observer sa marche. Lente comparativement, stationnaire même, si l'on veut, elle ne rétrograde pas comme dans les engorgemens susceptibles de résolution. L'induration permanente ou le ramollissement et l'ulcération sont ses modes de terminaison, tout engorgement qui se résout spontanément ou par les secours de l'art n'étant point pour nous de nature squirrheuse.

Lorsque le squirrhe suit cette marche insidieuse par laquelle il parvient à son dernier degré sans avoir réveillé aucune sympathie morbide dans l'organisme, c'est que le travail morbide a été concentré dans sa propre sphère. Il a agi à l'instar des kystes, qui s'enveloppent d'une membrane, protectrice pour eux-mêmes et pour les tissus environnans dont elle les isole. Mais, lorsqu'il jette au loin des racines dans les tissus, le travail désorganisateur, qui s'étend jusqu'à leurs extrémités, excite l'inflammation des tissus voisins, et le ramollissement s'accompagne alors de tous les phénomènes propres à l'état inflammatoire. C'est une double voie de destruction par laquelle s'écoulent plus rapidement les jours des malades.

Si la marche du cancer à l'état de squirrhe est plus lente que lorsque la maladie débute par l'ulcération, cette marche est bien plus rapide dans le second cas, lorsque le squirrhe ramolli s'ulcère. Au bout de peu de jours, l'ulcère se présente alors avec cet aspect hideux que nous avons décrit, la résorption purulente se fait avec activité, et la cachexie cancéreuse survient rapidement.

Quelques observations feront ressortir l'exactitude de cette assertion.

HUITIÈME OBSERVATION.

Madame Scholastique, âgée de trente-six ans, mariée à dix-sept ans, mère de plusieurs enfans, son dernier accouchement ayant eu lieu dix-huit mois auparavant, était bonne d'enfant chez madame de L. P. Jusqu'au mois d'avril 1834, elle n'avait éprouvé aucun dérangement dans sa santé, qui était, à cette époque, en apparence, dans l'état le plus florissant, accompagné d'une superbe carnation. Madame Scholastique éprouva quelques variations dans ses menstrues, qui parurent deux fois dans le courant du mois. Elle partit avec ses maîtres pour la

Normandie, où ils se proposaient de passer l'été.

Peu de jours après son arrivée au château de Saint-Jean, près Avranches, Scholastique fut prise d'une perte utérine abondante, qui se renouvela plusieurs fois et la força à garder le lit. De la fin d'avril au 27 juillet, où elle revint à Paris, les pertes se succédèrent sans cesse, et conduisirent cette malheureuse du plus bel embonpoint à un amaigrissement squelettique. Je la vis le 28 juillet; en entrant dans la première pièce de l'appartement où elle se trouvait, je fus frappé de l'odeur cancéreuse qu'elle exhalait. Au toucher, je trouvai le col dans une complète désorganisation; il était entièrement détruit dans son centre, où il existait un large canal par lequel le doigt parvenait facilement jusque dans le fond de la matrice. L'entrée de ce canal était bordée par quelques prolongemens, en quelque sorte verticaux, inégalement découpés, durs au toucher et séparés par de profondes fissures. Tous les signes de la cachexie cancéreuse existaient chez cette malade, qui ne m'a paru avoir que peu de temps à vivre. Elle est partie le même jour pour La Ferté, pour pouvoir, disait-elle, recevoir dans le sein de sa famille les soins les plus convenables à son prompt rétablissement; elle y a succombé peu de temps après.

Son erreur sur la gravité de sa position était d'autant plus naturelle, qu'elle n'avait jamais éprouvé aucun élancement dans la matrice, aucun écoulement blanc, aucune douleur aiguë, depuis le développement des accidens, mais seulement une gêne, une

sensation désagréable dans le bas-ventre, l'affaiblissement progressif et rapide de ses forces, et la
disparition de son embonpoint, qui était remarquable. Son appétit avait aussi faibli depuis quelque
temps, et son sommeil était troublé par une agitation qu'elle ne pouvait définir.

Comme symptômes précurseurs antérieurs au
mois d'avril, je n'ai trouvé rien autre chose que
cette double circonstance : les douleurs qu'occasionaient les approches de son mari et quelques gouttes
de sang qui, depuis six mois, s'écoulaient par la vulve
immédiatement après. Les douleurs avaient existé
de tout temps ; elle les attribuait aux disproportions
des parties. Reste donc le sang coulant après le coït.

Si j'eusse été consulté sur cette circonstance, je
n'aurais pas manqué d'examiner les parties, et j'aurais découvert, selon toute apparence, une altération déjà caractérisée de l'utérus, bien que l'état
général de la santé n'en donnât aucun indice. La
maladie a dû commencer ici par un squirrhe tout-
à-fait indolent, dont l'ulcération, après le ramollissement, a été le signal des hémorrhagies et du dépérissement rapide auquel la malade est parvenue
en si peu de temps.

Ces écoulemens de sang, qui surviennent quelquefois immédiatement après le coït, avec ou sans
douleur, méritent beaucoup plus d'attention qu'on
ne leur en donne communément. Ils réclament un
examen attentif, qu'on ne doit jamais négliger de
faire lorsqu'on est consulté à ce sujet.

NEUVIÈME OBSERVATION.

Cancer squirrheux ; ulcère de la matrice ; tubercules nombreux dans la fosse iliaque droite, ramollis et séparés,
s'ouvrant dans l'intestin ; pertes utérines ; cachexie cancéreuse ; mort.

Une dame italienne, âgée de quarante ans, avait
éprouvé depuis plusieurs années des chagrins profonds, déterminés par des contrariétés de ménage,
et surtout par un accident affreux qui lui enleva
en quelques minutes un fils unique qu'elle chéris-
sait, et qui périt sous ses yeux, écrasé sous le poids
d'une énorme voiture qui lui passa sur la tête. Cette
malheureuse mère fut, pendant deux ans, livrée à
un violent désespoir. Elle n'en sortit que lorsque
des dérangemens survenus dans sa santé, et notamment dans ses fonctions utérines, la forcèrent à
s'occuper d'elle-même. Ces dérangemens consis-
taient dans des pertes, des douleurs utérines peu
marquées, lancinantes et revenant par intervalle,
de l'inappétence, un embarras gastro-intestinal,
quelques coliques ; ces symptômes existaient depuis un an lorsque cette dame me fit appeler, en
juillet 1830.

Elle me fit un long historique de toutes ses peines ; puis elle me confia les inquiétudes que son état
lui faisait éprouver. Sa santé générale me parut avoir
subi peu d'altération ; il n'existait point d'écoulement vaginal ; mais les symptômes relatés ci-dessus

me firent soupçonner une maladie de matrice. Je demandai de suite la permission de toucher cette dame; elle y consentit. Je trouvai le col du volume d'une grosse noix, inégal, bosselé et offrant deux mamelons gros comme une noisette, situés l'un sur la lèvre postérieure, près de l'orifice béant, l'autre à droite de cet orifice et sur la lèvre antérieure. La dureté et la rénitence de ces mamelons contrastaient avec la mollesse du tissu qui les séparait. Les bosselures étaient à peine sensibles; mais la pression sur les points intermédiaires réveillait d'assez vives douleurs. Le corps de la matrice me parut sain.

La nature squirrheuse de la maladie ne me parut pas douteuse, et, quoique j'eusse peu d'espoir de guérir la malade, je pratiquai de loin en loin de petites saignées du bras. Je prescrivis un régime rafraîchissant, l'usage des bains et des injections émollientes, et l'éloignement de toutes les idées tristes qui l'assiégeaient sans cesse. Après quelques mois de ce traitement, qui n'avait apporté qu'une légère amélioration dans son état, la malade partit pour la campagne, d'où elle ne revint qu'au mois de janvier 1831.

Appelé de nouveau auprès d'elle, je la trouvai dans un état beaucoup plus grave. Sa constitution avait fléchi, et des deux tumeurs du col de la matrice, l'une était complétement ramollie, et l'autre profondément ulcérée. La première ne tarda pas à s'ulcérer aussi, et six mois après le col entier n'offrait qu'un vaste ulcère à bords durs, découpés et renversés , fournissant une sanie purulente infecte, et parfois des torrens de sang. Ce ne fut qu'à cette époque que les douleurs se prononcèrent plus vivement par leur intensité et la fréquence de leurs retours. Les élancemens s'étendaient profondément dans le bassin, dans les aines et dans la fosse iliaque droite. Le corps de la matrice, exploré par le vagin et par le rectum , me parut dur et volumineux ; les ligamens ronds et l'ovaire du côté droit participaient de l'engorgement. L'écoulement séro-purulent était très-abondant et d'une odeur repoussante. La difficulté de retrouver l'orifice du col au milieu de cette désorganisation , ne permit pas d'explorer la cavité utérine.

Sur la fin de l'année 1831, plusieurs tubercules se montrèrent dans la fosse iliaque droite. Gros d'abord comme de petites noix , ils acquirent rapidement et successivement le volume d'un œuf de poule. On pouvait facilement les reconnaître et les isoler à travers les parois abdominales amincies. Ils ne tardèrent pas à présenter une fluctuation manifeste et toutes les douleurs dont le phlegmon s'accompagne. Le premier de ces tubercules, plus volumineux que les autres, rapproché du corps de la matrice, avec lequel il semblait se confondre au premier abord , s'ouvrit dans l'intestin, et la malade rendit presque un verre de pus par le fondement. La tumeur resta encore volumineuse après cette évacuation, et les parois présentèrent la dureté squirrheuse. Dans l'espace des cinq mois qui suivirent, quatre autres tubercules se développèrent autour du premier, suivirent la même marche et eurent la même terminaison : l'abcédation et l'évacuation du pus par l'intestin.

Les jambes commencèrent à s'infiltrer ; l'œdème gagna les cuisses et le bas-ventre ; la bouffissure générale survint et remplaça la maigreur squelettique où la malade était parvenue dès le commencement de janvier 1832 ; jusqu'au mois de juin, où cette malheureuse rendit le dernier soupir dans le dernier degré de cachexie cancéreuse, elle eut à subir toutes les angoisses : pertes sanguines par érosion, se renouvelant sans cesse, écoulement vaginal infect, ulcérations cancéreuses de la vulve, de l'anus, douleurs atroces qui ne laissaient prendre de repos ni nuit ni jour, dévoiement continuel et souvent des vomissemens. Je n'avais pas encore vu un tableau si complet des souffrances humaines, accumulées sur un seul être. Je ne pouvais concevoir que la vie pût s'entretenir aussi long-temps au milieu d'un pareil désordre. Ce qui m'étonnait surtout, c'était d'entendre la malade m'avouer que lorsque ses douleurs faisaient quelque trêve, elle éprouvait une titillation voluptueuse, dont elle ne pouvait s'empêcher de solliciter et de compléter les effets. Elle avait été douée d'un tempérament très-ardent, sans avoir abusé, disait-elle, des plaisirs qui généralement ont beaucoup de charme pour ses compatriotes.

A l'ouverture du corps, je trouvai le col de la matrice complétement désorganisé et profondément ulcéré. De la matière encéphaloïde paraissait infiltree dans les parties que l'ulcération avait encore respectées et dans les parois du corps, considérablement épaissies et indurées; à la section, les tissus criaient sous le scalpel. Le ligament rond du côté gauche était infiltré, celui du côté droit et l'ovaire étaient perdus dans une masse cancéreuse qui occupait toute la fosse iliaque. Divers mamelons ulcérés, et qui avaient contracté des adhérences avec l'intestin, avaient fourni la matière purulente qui s'était écoulée à diverses reprises par l'anus. Sur plusieurs points de ces adhérences de l'intestin avec la masse cancéreuse, il existait des cicatrices; sur d'autres, des ouvertures qui établissaient une communication entre la cavité tuberculeuse et la cavité intestinale. Cette masse exerçait sur les nerfs et les vaisseaux cruraux une compression qui expliquait l'apparition plus précoce de l'œdème du membre droit, et les plus vives douleurs que la malade avait éprouvées de ce côté. Cette masse avait sur divers points la dureté cartilagineuse, sur d'autres elle était lardacée, et dans quelques endroits elle présentait la substance encéphaloïde infiltrée ou réunie en masses plus ou moins ramollies. Les rides circulaires du vagin étaient indurées et épaissies; aussi le doigt avait-il de la peine, sur les derniers temps, à parvenir jusqu'au col, tellement le conduit vaginal était rétréci.

Quoique l'observation suivante ne puisse pas être comptée parmi celles d'affections cancéreuses de la matrice, elle offre assez d'intérêt, sous d'autres rapports, pour devoir trouver place ici.

DIXIÈME OBSERVATION.

Engorgement du corps de la matrice, le col étant sain ;
formation de plusieurs abcès ; évacuation spontanée du
pus par l'intestin ; guérison.

La femme d'un officier d'état-major, âgée de
trente-cinq ans, blonde, nerveuse, impressionnable,
mère de trois enfans, saine et bien portante, fait
remonter à une grossesse et à une couche qui eurent
lieu il y a environ dix ans, les premiers symptômes
d'un état maladif, qui depuis cette époque n'a jamais cessé complétement, et a présenté plusieurs
fois des exacerbations violentes.

Étant pour la seconde fois enceinte de six mois,
il y a dix ans, madame D. fit un mouvement forcé
en élevant fortement le bras droit, et à l'instant
même elle éprouva dans la fosse iliaque et dans
l'aine droites une douleur si violente, qu'elle tomba
sans connaissance. Pendant les deux mois qui suivirent, tous les jours à midi, retour de la douleur,
de la syncope, et accès hystérique violent. L'accouchement se fit heureusement à la fin du huitième
mois. Depuis cette époque, la santé de madame D.
ne fut jamais bonne. Des accidens nerveux se sont
montrés sous toutes les formes ; des douleurs utérines, des dérangemens dans les fonctions digestives
la tourmentaient fréquemment. Deux nouvelles grossesses survinrent, l'une il y a cinq ans, l'autre deux

ans plus tard ; les enfans vinrent, l'un à huit, l'autre à sept mois, très-bien portans. Ces deux grossesses furent orageuses, et les accouchemens faciles.

Cependant la douleur dans le côté droit du bas-ventre, que madame D. avait éprouvée dix ans auparavant, s'était renouvelée maintes fois, notamment dans le cours de ses deux grossesses, et à la suite de promenades prolongées. Madame D. ne pouvait se tenir long-temps debout sans éprouver une gêne, une pesanteur sur le siége et un tiraillement douloureux dans la fosse iliaque droite. Les règles avaient présenté peu de variations dans leur cours durant ce long espace de temps.

Appelé pour la première fois auprès de cette dame en janvier 1833, je la trouvai au lit, souffrant vivement du bas-ventre, avec des envies fréquentes de vomir et d'uriner. Elle m'apprit encore que, dans le cours de ses nombreuses indispositions, elle avait souvent éprouvé du côté de la vessie des accidens graves qui avaient fixé l'attention de ses médecins, que des notabilités médicales réunies en consultation étaient restées dans le doute sur l'existence d'un calcul dans la vessie. Ce doute fut dissipé quelque temps après, par de nouvelles perquisitions faites avec le plus grand soin.

En examinant la malade, je trouvai son ventre douloureux à la pression dans toute son étendue, mais plus sensible en bas et dans la fosse iliaque droite. Après quelques jours d'un traitement anti-

phlogistique énergique , les symptômes s'amen-
dèrent, le ventre diminua de volume ; je pus le pal-
per et reconnaître une tumeur située dans l'hypo-
chondre droit, adhérente ou inhérente à la matrice,
et pouvant être la matrice elle-même indurée et
développée. Le toucher par le vagin me fit reconnaître l'état d'intégrité du col et l'engorgement considérable du corps de l'utérus. Pratiqué par le rectum au moyen du doigt porté profondément dans
l'intestin, pendant que l'autre main était appliquée
sur l'hypogastre, on circonscrivait une tumeur du
volume d'une grosse poire, dure, compacte, pesante et lisse à sa surface, sans trace de bosselures.
Les mouvemens imprimés à l'organe excitaient de
vives douleurs. Quelques semaines plus tard, une
tumeur du volume d'un œuf de poule se montrait
derrière le pubis. Cette tumeur saisie avec une main,
pendant que le doigt de l'autre main, introduit dans
le rectum, soulevait la matrice, suivait exactement
tous les mouvemens qui étaient imprimés à cet organe.
Quoique la tumeur fût très-facile à saisir à travers
les parois abdominales amincies, on ne pouvait distinguer aucun point d'intersection entre elle et la
matrice ; il n'existait aucun intervalle entre ces deux
corps, qui n'en faisaient réellement qu'un , et se
confondaient l'un dans l'autre. La paroi antérieure
du corps de l'utérus me parut être uniquement le
siége de la maladie, que je considérai comme un
engorgement dur, succédant à une métrite chronique.

Les règles venaient régulièrement, mais avec une abondance extrême, et elles s'accompagnaient, pendant toute leur durée, de douleurs excessives dans l'utérus et ses dépendances. Un écoulement leucorrhéique existait dans leurs intervalles.

Jusqu'au mois de juin, l'état de madame D. présenta peu de variation; seulement la tumeur acquérait insensiblement plus de volume, et je crus, à diverses reprises, y reconnaître une fluctuation obscure. M. Lisfranc ne partagea pas mon opinion. Il ne vit dans cet état qu'une hypertrophie des parois utérines résultant de la métrite chronique; il pronostiqua une longue durée à la maladie et une terminaison favorable, devant laisser toutefois après elle une induration, qui ne serait pas susceptible de résolution complète.

La malade se fit transporter à Versailles sur la fin de juin, et se confia aux soins du docteur Morin, qui avait dirigé sa santé pendant quelques unes des années précédentes. Ce médecin reconnut l'engorgement induré du corps de la matrice. Il manifesta quelque doute sur le siége de la maladie, qu'il pensa pouvoir être dans l'ovaire. Il reconnut également une fluctuation profonde dans la tumeur. Une application de sangsues sur le col ne procura aucun soulagement; les douleurs allèrent croissant; elles devinrent intolérables sur la fin d'août.

Impatientée de la force et de la longue durée de ses souffrances, madame D. se leva un jour brusquement de son lit et fut prise aussitôt d'un besoin pressant d'aller à la garde-robe. Elle rendit une quantité considérable de matière jaunâtre, liquide, sans odeur, qu'elle reconnut être du pus. Elle fit part de cette circonstance à M. Morin, qui trouva le volume de la tumeur considérablement diminué et qui eut lieu de retrouver une quantité plus ou moins grande de pus dans les selles rendues les jours suivans. Dès ce moment les douleurs cessèrent. Elles se renouvelèrent plusieurs fois jusqu'au mois d'octobre, où la malade fut de nouveau soumise à mon observation; et cela eut lieu chaque fois que, l'écoulement s'arrêtant, un nouvel amas de pus se formait dans la tumeur; son évacuation était suivie du même soulagement.

Dans l'examen que je fis de la malade, je ne retrouvai plus la tumeur que j'avais signalée avant son départ pour Versailles. Le col utérin me parut tout-à-fait sain, le corps encore volumineux, mais réduit des deux tiers de ce qu'il était avant le départ; je cherchai vainement à découvrir par le rectum l'ouverture par laquelle le pus s'était fait jour dans l'intestin. L'ovaire droit et le ligament rond me parurent étrangers à la maladie.

Le 10 novembre, madame D. n'avait pas rendu de pus depuis trois semaines. Elle se trouvait très-souffrante, et la tumeur formée par la matrice avait repris un volume considérable. Je pus m'assurer encore une fois que la collection purulente avait lieu dans les parois de l'organe. Des cataplasmes émolliens, des bains de siége et le repos, moyens ordinai-

res mis en usage depuis le commencement de la maladie, amenèrent en peu de jours l'abcédation de
la tumeur, dont le pus sortit en quantité par l'anus.
Cette collection purulente a été la dernière qui se
soit formée. Après quelques jours, le pus a cessé complétement de couler; la matrice est revenue à son
volume naturel; elle a repris le cours régulier de ses
fonctions, et le rétablissement de la santé de madame
D. a été solide et durable.

L'observation suivante est extraite du mémoire
de M. Blaud, médecin en chef de l'hôpital de Beau-
caire, imprimé dans le numéro de juin 1834 de la
Revue médicale. Nous la rapportons textuellement,
bien qu'elle ne soit pas complète, à cause des
avantages incontestables que ce médecin paraît
avoir obtenus de la suie employée, comme moyen
cicatrisant, en injections et en pommade. M. Blaud
propose ce nouvel agent thérapeutique pour remplacer la créosote, avec laquelle il lui trouve une très-
grande analogie, ou plutôt comme contenant une
quantité plus ou moins grande de cette dernière
substance.

ONZIÈME OBSERVATION.

Cancer ulcéré de l'utérus; cicatrisation prompte de l'ulcération sous l'influence de la décoction de suie employée
en injections, et de la pommade de cette même substance.

« Marie Bernard, âgée de soixante-quatre ans,
ayant vu ses règles cesser à cinquante, éprouva,

deux ans après, une sensation incommode de pesanteur dans les parties génitales, qui fut bientôt suivie d'une leucorrhée peu abondante, cessant de temps à autre, pour reparaître à intervalles irréguliers.

Cet état dura plusieurs années sans qu'il survînt aucun trouble dans l'organisation de la matrice.

Mais peu à peu le sentiment de pesanteur acquit plus d'intensité ; il survint des douleurs lancinantes dans l'intérieur du vagin ; les selles et l'émission des urines devinrent difficiles, et enfin, le 21 décembre 1833, la malade ayant réclamé nos soins, nous offrit les symptômes suivans :

Douleurs lancinantes presque continuelles dans l'intérieur des parties génitales ; écoulement par la vulve d'un liquide ichoreux, sanguinolent et fétide ; douleur intolérable dans l'aine gauche, où l'on n'apercevait ni tuméfaction ni rougeur, se propageant au membre pelvien du même côté ; défécation et excrétion des urines difficiles : la première ne peut avoir lieu qu'au moyen des lavemens, la seconde, que par des efforts violens fréquemment répétés ; sensation d'un froid glacial dans les lombes qui fait le tourment de la malade, et l'oblige de couvrir constamment cette région de vêtemens de laine fortement échauffés ; sommeil nul ; appétit diminué ; maigreur ; faiblesse musculaire ; locomotion difficile, et par cette faiblesse, et par les douleurs dont le membre abdominal gauche est le siége.

Le toucher rend manifeste une large ulcération à la région qu'occupe le col de l'utérus. La partie de cet organe accessible au toucher a le volume d'une pomme de rainette ; elle est bosselée, dure, et offre un ulcère de trois pouces dans son plus grand diamètre, et de deux pouces dans son plus petit, à bords inégaux, durs, renversés en dehors, et divisé en plusieurs lobes par de profondes fissures. Un des lobes, situé à gauche, dur, squirrheux comme les autres, mais plus volumineux, forme une espèce d'anse, et se continue avec le reste du corps de l'utérus ; ce qui explique les douleurs que la malade éprouve dans l'aine de ce côté. Sans doute que le plexus sacré gauche se trouve atteint par l'inflammation cancéreuse ; ce qui expliquerait aussi la douleur du membre pelvien correspondant.

Après cet examen, il ne peut plus y avoir de doute sur la nature de la maladie : c'était un squirrhe ulcéré de l'utérus qu'il fallait combattre ; et par quels moyens ? Je prescrivis le traitement banal employé dans ces sortes de lésions organiques.....

Le mal ne fit qu'empirer.

Le 24 février, la malade, désespérée, fut à Montpellier réclamer les conseils du professeur Lallemand, qui ajouta l'extrait d'aconit à celui de ciguë, mais sans plus de succès.

Enfin les forces de la malade s'épuisèrent ; la locomotion devint impossible, et la malade s'alita complétement.

C'est à cette époque que je faisais mes expériences

sur la suie appliquée aux ulcérations diverses; et, en désespoir de cause, je tentai l'usage de ce médicament.

Le 11 mars, j'employai les injections de la décoction de cette substance (1), au nombre de cinq à six, faites successivement au moyen d'une seringue à matrice, et répétées quatre fois dans la journée. La sensibilité de l'organe n'en fut point augmentée et la malade n'en éprouva aucune douleur.

Le 18, l'utérus avait perdu de son étendue.

Le 22, je joignis aux injections l'application de la pommade de suie (2).

Le 26, l'ulcération était réduite au quart de sa surface primitive. Ses bords étaient affaissés, moins durs, plus égaux, et le volume de la tumeur était moindre; les fissures avaient disparu, les douleurs avaient cessé, les selles et l'émission des urines étaient plus faciles, et le sommeil était revenu.

Je remplaçai la pommade, dont l'application était toujours incomplète, faute de spéculum, et les injections, dont la répétition fréquente fatiguait la malade, par des bains locaux de décoction de suie, au moyen d'un entonnoir dont le bout recourbé,

---

(1) ♃ Suie, deux fortes poignées.

      Eau, une livre.

Faites bouillir pendant une demi-heure; passez avec expression tiède.

(2) ♃ Axonge. ℥ j.

      Suie. . . . . ʒ j.

Mêlez.

introduit dans le vagin, y produisait une arrosion continue.

Le 10 avril, l'ulcération n'est plus sensible. On a peine à atteindre l'utérus, dont l'engorgement a beaucoup diminué. Le doigt, après le toucher, n'est plus recouvert de mucosités sanguinolentes, comme auparavant. Mais cet engorgement n'est pas réduit ; l'utérus est encore dur et squirrheux, et il y a, sans doute, à craindre une ulcération nouvelle, que la suie ne pourra prévenir.

Telle était encore mon opinion un mois après, bien qu'il n'y eût rien de changé dans l'état général de la malade, lorsque, le 10 mai, je la soumis à une nouvelle exploration.

Ce ne fut pas sans étonnement que je vis alors la partie de l'organe malade accessible au toucher ne plus offrir de squirrhosité, et ayant repris sa consistance et sa souplesse normales.

Le col de l'utérus n'existe plus ; il a été détruit par l'affection cancéreuse, ainsi qu'une partie considérable du bas-fond de cet organe ; ce qui est sensible par la dépression remarquable que présente la cicatrice à sa partie inférieure. Cette cicatrice s'offre, au toucher, sous la forme d'une bourse globuleuse, fermée par un cordon.

Bien qu'il n'y ait aucune ouverture sensible, quelques gouttes d'un liquide séro-sanguinolent qui s'en échappent par intervalles, et des douleurs plus ou moins vives qui se font sentir de temps à autre dans l'hypogastre, me font soupçonner que la surface interne de l'utérus est encore atteinte de l'affection cancéreuse ; et comme la décoction de suie n'y peut pénétrer, il est à craindre que ce cancer interne ne fasse des progrès et n'entraîne la perte de la malade. Quoi qu'il en soit, la puissance cicatrisante de cette substance est mise dans tout son jour par ce fait. »

Selon toutes les probabilités, les prévisions de notre confrère se réaliseront, et le cancer suivra sa marche dans l'intérieur de l'utérus. Il est à regretter que ce praticien n'ait pas continué sa cure si heureusement commencée, en portant, comme le fait M. Mélier, ses injections dans la cavité même de l'utérus. L'usage du spéculum lui eût été aussi d'une bien grande utilité pour la précision de son diagnostic, pour l'exactitude des applications topiques et pour la facilité des injections. Si, privé de ces puissans moyens d'exécution, il a pu néanmoins amener à cicatrisation un ulcère cancéreux aussi étendu que celui qu'il nous décrit, combien ne devrions-nous pas de reconnaissance à un agent thérapeutique aussi puissant, aussi simple et aussi facile à se procurer qu'est la suie ! Nous avons fait déjà quelques essais avec ce médicament, et, quoiqu'ils n'aient pas eu encore des résultats bien satisfaisans, nous nous proposons de les continuer. Les bons effets que nous avons d'ailleurs obtenus de la créosote, et les rapports chimiques qui paraissent exister entre cette dernière substance et la suie, nous autorisent à penser que la suie peut être employée utilement et remplacer, dans certains cas, la créosote, qu'il est quelquefois difficile de se procurer, et qui, jusqu'à ce jour, est d'un prix fort élevé.

DOUZIÈME OBSERVATION.

Ulcération cancéreuse du col de la matrice ; hémorrhagies ; cachexie cancéreuse ; mort.

Madame Morta, âgée de cinquante ans, bien constituée, d'un tempérament modéré et d'une vie régulière, éprouvait depuis six mois environ quelques malaises et quelques pesanteurs sur le siége, avec une leucorrhée abondante. Ses règles avaient cessé de couler depuis trois ans, et depuis six mois, elles avaient reparu d'une manière irrégulière, ce que cette dame attribuait à son temps critique. Concevant néanmoins quelque inquiétude sur sa position, elle me consulta, au mois de janvier 1826.

La constitution de la malade n'avait encore subi aucune altération, et je ne fus pas peu étonné, en la touchant, de reconnaître une large ulcération sur la lèvre postérieure et autour de l'orifice de l'utérus, avec induration des tissus sousjacens à l'ulcération ; la lèvre antérieure était dure et bosselée.

Cette ulcération, examinée avec le spéculum, avait l'étendue d'une pièce de deux francs ; elle était recouverte d'une matière grisâtre, gluante, se détachant difficilement de sa surface par le lavage ou par l'abstersion faite avec un bourdonnet de charpie. Le toucher faisait reconnaître le relief de ses bords et l'induration de son fond. L'orifice du col était entr'ouvert, de manière à pouvoir admettre le bout du doigt ; toute sa circonférence paraissait indurée ; sa couleur était violacée ; de petits caillots de sang très-ténus étaient disséminés sur toute la surface du col. Des douleurs lancinantes commençaient, depuis quelques jours seulement, à se faire sentir de loin en loin. Ces douleurs devinrent, dans la suite, si fortes et si continues, qu'elles contribuèrent puissamment à hâter la fin de la malade bien avant que la désorganisation cancéreuse eût fait de grands ravages. Rien ne put modérer ces douleurs ; injections, bains locaux narcotiques, cautérisations, calmans de toute espèce, administrés par toutes les voies et sous toutes les formes, furent inutiles ; elles persistèrent avec une violence dont je n'ai pas eu d'exemple. Les hémorrhagies seules, qui se renouvelaient fréquemment, semblaient apporter quelque diminution dans leur intensité ; mais, d'autre part, elles contribuèrent à hâter la fin de la malade, qui eut lieu cinq mois après, dans les premiers jours de juin.

Cette observation nous offre l'ulcère rongeant s'étendant en largeur et en profondeur, détruisant les tissus de dehors en dedans, et s'accompagnant de douleurs atroces et d'hémorrhagies foudroyantes. Aussi sa marche fut-elle beaucoup plus rapide que n'est celle du cancer squirrheux. L'induration ne s'étendait pas au-delà du col, dont le tissu, dans la partie non détruite, paraissait infiltré de matière encéphaloïde, ce qui lui donnait un aspect lardacé.

Dans l'observation suivante, nous allons retrouver au contraire le cancer ulcéré bourgeonnant et l'ulcération reposant également sur un fond pénétré de matière cérébriforme infiltrée.

TREIZIÈME OBSERVATION.

Ulcération cancéreuse du col de la matrice avec développemens celluleux à sa surface ; amputation, repullulation ; mort.

Madame S., âgée de vingt-sept ans, née dans le midi de la France, fut mariée à dix-sept ans, et devint mère un an après. Elle n'eut pas d'autre enfant. Elle était fortement constituée ; elle avait beaucoup d'embonpoint, la peau blanche et les cheveux noirs ; d'un caractère irascible et emporté, elle passait facilement de la colère à l'enjouement. Sa vie avait toujours été régulière, et jamais elle n'avait éprouvé d'atteinte de la maladie vénérienne. Son régime, comme celui des habitans du midi, était stimulant : elle vivait habituellement de mets très-épicés.

Jusqu'au mois de mai 1828, madame S. ne s'était aperçu d'aucun dérangement dans sa santé. Ses règles coulaient généralement peu et d'une manière irrégulière ; mais leurs retours avaient lieu sans douleurs, et la pensée que ces irrégularités pussent dépendre d'une maladie de matrice n'était jamais venue dans l'esprit de cette dame. Ce fut à cette époque qu'un écoulement sanguin, plus abondant qu'à l'ordinaire, se prolongea pendant une quinzaine de jours, et fut remplacé par une perte blanche qui répandait une odeur désagréable.

La malade passa néanmoins tout l'été dans cette position sans consulter personne, parce que, disait-elle, ne sentant aucune douleur, les accidens qu'elle éprouvait étaient naturels et ne réclamaient pas les secours de l'art.

Une perte de sang considérable étant survenue au mois de septembre, madame S. fut obligée de se mettre au lit, et de me faire appeler. La perte fut combattue et arrêtée au bout de quinze jours, par la saignée du bras, le repos, la diète et l'extrait de ratanhia. Mais le sang fut remplacé par une matière séro-purulente, qui coulait en si grande abondance par la vulve, que la malade, qui en était inondée, se persuadait qu'elle laissait aller ses urines sans s'en apercevoir ; c'était une erreur. Une odeur particulière, celle du cancer ulcéré, qui infectait l'appartement, ne me laissa pas de doute sur la nature de la maladie. J'en acquis bientôt la certitude en trouvant par le toucher une désorganisation cancéreuse complète du col de la matrice. Il se présentait sous la forme d'un gros champignon à bords renversés, et du centre duquel s'élevaient plusieurs excroissances mollasses, saignantes au toucher, et qui fournissaient, de toute leur superficie et des interstices qui les séparaient, cette matière ichoreuse dont nous venons de parler. On pouvait toucher, presser toutes ces désorganisations, sans exciter de douleur chez la malade, qui ne se doutait nullement de la gravité de son état.

Le doigt porté derrière ce champignon put reconnaître qu'une surface lisse, de la largeur de deux à trois lignes, sans apparence de désorganisation, existait dans toute la circonférence de la portion du col qui se trouvait entre la tumeur et l'insertion du vagin. Je m'assurai que les ligamens ronds et les ovaires étaient intacts. Une perquisition exacte, faite dans les fosses iliaques et dans la cavité abdominale, ne fit découvrir aucun engorgement concomitant. Un prolapsus considérable de la matrice rapprochait cet organe de la vulve. La constitution, quoiqu'altérée, ne l'était pas encore assez pour exclure toute tentative de guérison. Le teint était pâle avec une teinte légère en jaune, le pouls fébrile; les organes digestifs étaient en mauvais état. La cachexie était imminente, et la résorption ichoreuse, qui devait se faire avec activité d'un foyer si étendu et abreuvé sans cesse par une matière infecte si abondante, ne pouvait manquer d'en hâter les progrès. Toutes ces considérations me firent penser que l'amputation du col pouvait et devait être pratiquée, comme le seul moyen d'amener la guérison peut-être, et dans tous les cas, de prolonger les jours de la malade. M. Lisfranc, qui partagea ma manière de voir, procéda à l'opération de la manière suivante :

La malade fut placée comme pour la taille périnéale, sur une table élevée et solide, garnie d'un matelas; l'opérateur ne pouvant faire usage du spéculum à cause du volume de la tumeur, ou jugeant plus commode de s'en passer, porta le doigt indicateur de la main gauche entre le col et la paroi du vagin du côté droit, il conduisit sur ce doigt une forte érigne, et l'implanta profondément dans le col au dessus de la partie désorganisée; il la confia à un aide. Il enfonça ensuite de la même manière, dans la circonférence du col, cinq à six autres érignes simples. Réunissant ensuite les tiges de toutes ces érignes en un faisceau, il chercha à amener la tumeur hors de la vulve par des tractions modérées. Deux des érignes ayant échappé en entraînant une portion du col cancéreux, elles furent remplacées par deux pinces de Muzeux, que l'opérateur plaça à droite et à gauche, en faisant incliner la tumeur alternativement vers l'un et l'autre côté. Il confia alors à deux aides une partie des érignes, se réserva les autres, et par des mouvemens simultanés et des tractions graduées, il parvint à faire franchir la vulve par la tumeur. Des aides écartèrent les grandes lèvres qui, étant tuméfiées, recouvraient la partie saine du col sur laquelle il fallait couper; l'opérateur pratiqua l'excision avec un bistouri boutonné droit, puis il la continua avec un bistouri courbe, en procédant de droite à gauche, passant à la partie postérieure du col et remontant de gauche à droite, où il vint terminer son incision. Malgré les difficultés qu'on eut à opérer la sortie du col et à maintenir découvertes les parties saines sur lesquelles il fallait nécessairement couper, la section fut faite régulièrement en s'étendant davantage postérieurement, afin de profiter de la longueur plus considérable du col en arrière qu'en avant. Pendant cette opération, qui fut longue et douloureuse à cause des fortes tractions qu'il fallut exercer sur la matrice, la malade perdit peu de sang et n'éprouva d'autre accident qu'un léger spasme et un vomissement lorsqu'elle eut été replacée dans son lit.

A l'examen de la portion du col amputée, nous trouvâmes les prolongemens celluleux dont nous avons parlé, qui s'élevaient de la surface de l'ulcère comme autant de petits champignons, et se réunissaient pour ne faire qu'une masse ; les bords étaient durs, frangés, profondément découpés. Le fond de l'ulcère d'où ces végétations s'élevaient, était recouvert d'un putrilage fétide ; au dessous de ce putrilage le tissu de l'organe était, jusqu'à deux ou trois lignes de profondeur, d'un gris d'ardoise, et en pressant la tumeur on faisait sortir de tous ses pores une matière semblable, que nous considérâmes comme de la matière squirrheuse infiltrée. Il ne sortait rien par la surface où la section avait été faite, et qui nous parut saine dans tous ses points.

Il ne survint aucun accident ; le pouls s'étant fortement élevé dans la soirée du 10, une saignée du bras de deux palettes fut pratiquée.

Du 10 au 15, état satisfaisant ; le pouls perd sa force et sa fréquence ; une suppuration abondante s'établit, la malade est contente et demande des alimens, qu'on lui refuse ; on pratique trois ou quatre fois par jour des injections émollientes. Quelques douleurs survenues dans le ventre font craindre une inflammation du péritoine, avec d'autant plus de raison, que l'écoulement du pus a sensiblement diminué, et que le pouls a acquis plus de fréquence. Saignée du bras de dix onces ; émolliens sur le ventre et en injections · l'équilibre se rétablit.

Le 24, la plaie examinée au spéculum présente l'aspect le plus favorable ; des bourgeons charnus, de bonne nature en apparence, se développent sur toute sur sa surface ; le pus est abondant, et la plaie ne présente aucune différence avec celles qui résultent des opérations faites pour toute autre maladie.

M. Lisfranc conseille des injections avec une solution très-faible de chlorure de sodium. La malade éprouve aussitôt une sensation pénible dans le bas-ventre. Le 26, elle ressent dans le côté droit de la poitrine et dans l'épaule des douleurs assez vives, qui augmentent dans la nuit et les deux jours suivans. Saignée de huit onces le 29 et le 30, parce que l'agitation avait fait des progrès, et que des vomissemens avaient eu lieu. Les injections émollientes remplacent les injections chlorurées.

Le 5 décembre les règles paraissent et coulent faiblement pendant trois jours. Les menaces de péritonite inquiètent de nouveau ; quinze sangsues posées à l'anus les font taire, et la malade, soulagée de ses douleurs, reprend sa gaîté.

14 décembre. Les douleurs vagues du ventre ont cessé sans retour ; mais il existe toujours un mouve-

ment fébrile, quoique la malade ait repris de l'appétit, que son teint soit naturel, et que ses fonctions semblent revenir à l'état normal. La plaie avance lentement vers la cicatrisation ; les bourgeons qui s'élèvent de sa surface sont très-développés, et dans leurs intervalles on remarque quelques points grisâtres, qui nous paraissent de mauvais augure. Ces bourgeons charnus et les points grisâtres sont touchés avec le nitrate acide de mercure. Dès ce moment, cette cautérisation devint nécessaire à des intervalles de plus en plus rapprochés et, quelque répétée qu'elle fût, avec quelque soin qu'on la pratiquât, elle n'empêcha pas la maladie de faire incessamment des progrès. Des repullulations nombreuses se formèrent sur la plaie même, pendant que dans leurs interstices l'ulcère rongeant s'étendait en profondeur et gagnait la cavité de l'utérus. Cette malheureuse dame, après de cruelles souffrances, qu'elle n'avait pas éprouvées avant l'opération, succomba le 11 avril 1829, parvenue au dernier degré de cachexie cancéreuse.

Nous observerons que si la maladie eût été locale, si elle n'eût pas dépendu d'une diathèse particulière, qui avait suffi pour lui donner naissance, l'opération habilement faite, que nous venons de décrire, aurait dû être couronnée de succès. Il n'existait, sur la surface de la partie détachée et opposée à l'ulcération, aucune trace d'infiltration squirrheuse, ce que nous pûmes constater par un examen attentif. Si, au moyen de la pression, nous fîmes sortir, par la surface de l'ulcération, de la matière cérébriforme mêlée à de la sanie purulente, cette pression ne produisit rien de semblable du côté de la plaie récente. La plaie de la matrice se présenta elle-même sous l'aspect le plus favorable pendant le premier mois. La repullulation du cancer nous parut donc dépendre uniquement de la constitutionnalité de la maladie.

Nous pourrions multiplier nos observations, afin de présenter un exemple des diverses variétés de cancer admises par certains auteurs, et notamment par le plus nouveau et l'un des meilleurs, par M. Duparcque. Mais nous voyons peu d'utilité pour la pratique dans ces distinctions, qui résident uniquement dans la forme, le fond restant le même. Ainsi des observations de cancers tuberculeux avec ramollissement blanc, grisâtre, sanguin, avec développement de fongosités avant ou après l'ulcération, d'hypersarcoses cancéreuses, d'excroissances carcinomateuses, de fongus hématode, manières d'être diversifiées d'un principe morbide identique, donneraient à ce travail, déjà trop long peut-être, une extension beaucoup trop grande, sans ajouter à son utilité pratique, qui a été constamment le but de nos efforts. Les détails dans lesquels nous allons entrer, relativement au traitement, nous fourniront d'ailleurs l'occasion de compléter, par le rapport de nouveaux faits, l'histoire des degrés divers du cancer et de l'extension qu'il est susceptible d'atteindre dans quelques circonstances.

Traitement du cancer de la matrice.

Les maladies chroniques sont généralement celles que les jeunes praticiens redoutent de traiter. Pressés d'obtenir des résultats, de jouir des honneurs du triomphe que la solution heureuse et prompte d'une maladie aiguë leur procure, ils sont effrayés, déconcertés, découragés par les lenteurs des efforts de la nature et des actions thérapeutiques des médicamens dans le traitement des maladies chroniques. Ignorant les ressources infinies de l'art et de la nature, n'ayant pas encore été à même de constater par l'expérience les heureux effets, quelquefois inespérés, qu'on obtient d'une médication convenable suivie avec persévérance pendant des mois et des années, ils apportent, dans leurs jugemens comme dans leur pratique, cette précipitation au coin de laquelle sont marqués tous les actes du jeune âge.

Cependant, la vraie, la bonne médecine ne se fait, dans les maladies chroniques, qu'avec une sage lenteur, avec une persévérance opiniâtre à se maintenir dans la bonne route d'où mille suggestions étrangères et quelquefois ses propres convictions ébranlées tendent à vous faire sortir. Pour résister à soi-même et aux autres, il ne faut pas moins que toute l'autorité d'une longue expérience personnelle ou celles d'hommes graves et consciencieux en qui on puisse avoir confiance. Les avantages qu'on ob-

tient de l'emploi méthodique des moyens hygiéni-
ques, de l'administration prolongée de certains médicamens dont les bons effets se font long-temps attendre, de quelques pratiques spéciales du domaine
de la thérapeutique ; ces avantages sont immenses ;
ils déjouent toutes les prévisions ; ils sont, pour le
bon praticien, la douce récompense de l'opiniâtreté
de ses efforts et de sa foi dans la puissance de son
art.

Ces réflexions s'appliquent au traitement des maladies cancéreuses en géneral, et en particulier, à celui du cancer de la matrice. Nous avons, avec la plupart des auteurs , proclamé son incurabilité. Les
uns le déclarent incurable alors qu'il est bien confirmé, en d'autre termes, qu'il est parvenu au
degré d'avancement où il donne naissance à des
symptômes qui prouvent l'infection générale. D'autres, et nous sommes de ce nombre, proclament son
incurabilité dès l'instant même qu'il se manifeste
avec les signes locaux qui lui sont propres. Pour nous
toutefois, son incurabilité est subordonnée à celle de
la disposition organique dont il émane , de la diathèse qui le précède et l'accompagne.

Nous sommes naturellement conduit à nous occuper d'abord du traitement de la diathèse, traitement préservatif du cancer ; nous passerons ensuite
à son traitement curatif, et nous terminerons par le
traitement palliatif, seul applicable à la maladie
parvenue à son dernier degré.

Comment pouvoir s'occuper sérieusement des

modifications à faire subir à une disposition organique entièrement inconnue dans son essence, tout-à-fait ignorée jusqu'à l'instant où elle se manifeste par les signes qui sont ceux-là même de la maladie qu'elle enfante? En d'autres termes, peut-on, par des moyens thérapeutiques quelconques, chercher à s'opposer au développement de la diathèse cancéreuse, avant l'apparition des symptômes locaux du cancer? Cela ne paraît pas possible; car, pour modifier une disposition vicieuse de l'organisme et prévenir ses effets, faudrait-il avant tout que cette disposition se manifestât à nos sens par les caractères qui lui sont propres; mais dès l'instant où cette manifestation a lieu, le cancer existe; ce n'est plus une disposition que nous avons à combattre; c'est la maladie même en pleine activité que nous avons à traiter.

Mais, si vouloir s'opposer au développement d'une diathèse latente serait une prétention ridicule, il n'en est pas de même lorsque cette diathèse s'est dévoilée par des signes même équivoques; on doit alors s'attacher à combattre les plus légers symptômes et à poursuivre jusqu'à extinction la disposition organique sous l'influence de laquelle le symptôme s'est manifesté. Soit, par exemple, une ulcération superficielle du col de la matrice, avec leucorrhée et induration du tissu sous-jacent. Jusque-là, rien n'avait dénoté chez la malade une disposition au cancer; et certes, ces symptômes ne sont pas encore suffisans pour le faire craindre. Ne serait-il pas néanmoins d'une bonne pratique, d'une sage prévoyance, de guérir le plus promptement possible ces légers symptômes, de rechercher les causes qui auraient pu les produire, d'en prévenir le retour, et d'exercer sur la malade guérie une surveillance attentive, dans la crainte plus ou moins bien fondée de voir la maladie se présenter de nouveau avec des symptômes caractéristiques plus formidables et qui ne laisseraient plus alors de doute sur l'existence d'une diathèse particulière? C'est dans ce sens que nous entendons le traitement préservatif : c'est celui qui arrête les premières manifestations de la maladie et qui combat ensuite les actions organiques insolites ou exagérées dont ces manifestations sembleraient être une conséquence. S'il nous était permis de nous servir d'une comparaison pour mieux exprimer notre pensée, nous dirions que, de même qu'on prévient souvent une révolution qui pourrait entraîner la dissolution du corps social, en comprimant ses premiers mouvemens, de même on peut arrêter quelquefois dans sa marche la diathèse cancéreuse qui par ses progrès envahirait tout l'organisme, en réprimant à temps les symptômes locaux de sa première apparition.

Arrêter, en effet, les premiers progrès du cancer, l'étouffer pour ainsi dire dans son berceau, poursuivre ensuite la disposition organique dont il dépend, tel est le double problème à résoudre dans le traitement de cette terrible maladie.

Il n'est pas toujours facile, quoi qu'on en ait dit,

de faire disparaître les premiers symptômes qui se manifestent. Les indurations légères, les ulcérations récentes et superficielles résistent souvent ou se reproduisent avec une étonnante facilité; cela a surtout lieu lorsqu'elles ne dépendent pas d'une cause accidentelle et en quelque sorte traumatique, comme les abus du coït, ou l'avortement, ou un accouchement laborieux, lorsque leur développement paraît être spontané, lorsqu'il dépend d'une disposition organique particulière. L'existence de la diathèse est alors à redouter; et si plus tard les progrès du mal ne laissent aucun doute sur son existence, doit-on, par un découragement inexcusable, abandonner les malades à leur malheureux sort, en se contentant d'opposer au cancer confirmé un traitement palliatif? Nous ne le pensons pas.

Quelque évidente que soit la diathèse cancéreuse, il faut chercher, par des moyens convenables, à arrêter ses progrès, à la maintenir d'abord à l'état où elle se trouve, pour l'atténuer ensuite et la détruire totalement, si cela est possible.

Par quels moyens peut-on obtenir ces beaux résultats? Ceux avec lesquels on attaquerait directement la diathèse sont bien incertains dans leurs effets, puisque l'essence de la diathèse est elle-même inconnue. Cette question est d'une solution bien difficile. Tous les medicamens prétendus spécifiques du cancer, toutes les recettes vantées par le charlatanisme ou par une foi aveugle en leur efficacité, ont-ils guéri un seul cancer bien confirmé?

Mais nous avons déjà remarqué que le cancer, dégagé de toutes les complications qui hâtent sa marche, pouvait rester indéfiniment dans un état stationnaire. Si ce n'est là une guérison, c'est au moins une trève, dont la durée peut se prolonger assez long-temps pour que le cours naturel de la vie n'en soit pas abrégé.

Le praticien doit donc s'attacher à combattre toutes ses complications et à isoler la diathèse de toutes les causes qui tendent à l'entretenir ou à lui donner l'impulsion. Ainsi réduite à sa plus simple expression, ne peut-elle pas subir les modifications que les progrès de la vie impriment à l'organisme, et ces modifications ne peuvent-elles pas aller jusqu'à sa complète destruction? Ce que nous voyons résulter chaque jour, dans les maladies chroniques, dans les engorgemens, les indurations, j'allais dire les désorganisations, du régime, de la diète, des moyens thérapeutiques spéciaux, et surtout de la persévérance dans leur emploi, et du temps, ne permet pas de désespérer d'une pareille réussite. Il est d'ailleurs toujours sage et consolant de chercher à l'obtenir.

Nous attribuons donc une très-grande importance au traitement rigoureux des plus légères indispositions qui se manifestent à l'utérus ; et nous dirons, avec notre confrère M. Mélier, « que tout dérangement un peu prolongé des organes génitaux de la femme ou de leurs fonctions, toute incommodité qui persiste, toute souffrance, même légère, qui se répète, doivent éveiller l'attention du médecin et méritent examen (1). »

Nous suivrons dans le traitement du cancer de la matrice les deux grandes divisions que nous avons établies pour sa description. Nous nous occuperons d'abord du squirrhe et des indurations avec lesquelles il peut être confondu ; nous passerons ensuite aux ulcérations.

Le traitement du squirrhe de l'utérus, dans les premiers temps de son existence, est le même que celui des phlegmasies chroniques et des indurations de cet organe, dont il est le plus souvent impossible de le distinguer. Il s'adresse d'une part au squirrhe lui-même, et d'autre part aux états morbides divers dont il peut être la conséquence ; ou qui peuvent le compliquer, soit pour les combattre, soit pour les reproduire utilement en opérant sur un point éloigné une révulsion salutaire, ou plutôt en satisfaisant un besoin, un vœu de la nature.

Lorsque, par le toucher et le spéculum, une induration du col de la matrice en apparence squirrheuse a été constatée, le premier soin consiste à rechercher la cause qui a pu la produire, celle qui peut l'entretenir ou l'aggraver. Cette cause une fois découverte, si toutefois elle est susceptible de l'être, il faut l'éloigner avant tout. Si l'état pléthorique gé-

____

(1) *Considérations pratiques sur le traitement des maladies de la matrice* (Mémoires de l'Académie royale de médecine. Paris, 1832, tom. 2, pag. 333).

néral ou local entretient l'utérus dans une congestion habituelle , il convient de le faire cesser par des saignées souvent répétées et proportionnées à la force, au tempérament et aux habitudes hémorrhagiques de la malade. Il ne faut pas perdre de vue que chaque retour menstruel est pour la matrice irritée une époque orageuse , dont on doit atténuer la violence et les effets , autant que faire se peut, en diminuant à la fois la masse du sang , et l'éloignant le plus possible de l'organe malade en lui ouvrant une issue aux parties supérieures : la saignée du bras mérite donc la préférence. Cette saignée, spoliative dans quelques circonstances, doit être copieuse et faite alors largement ; dans d'autres , et ce sont les plus communes , simplement révulsive , elle doit être pratiquée avec beaucoup plus de modération et répétée plus souvent. On tire alors une palette et demie , une seule palette ou seulement quelques cuillerées de sang , et on y revient chaque fois que la congestion utérine se reproduit ou que les douleurs de la matrice sont intenses. Il nous est arrivé souvent de faire ainsi une ou deux saignées du bras chaque mois, pendant plus d'une année , et toujours avec un avantage marqué. L'époque qui précède immédiatement les règles est celle que nous choisissons de préférence, dans l'intention de modérer l'afflux du sang sur la matrice , comme dans les cas de métrorrhagie où cette petite opération est indiquée. Nous nous dirigeons d'ailleurs d'après les indications variables qui se présentent, quant à la force de la saignée et au temps où il convient de la faire.

Il est néanmoins un terme au bienfait des saignées générales. Elles perdent leur efficacité lorsqu'elles ont été trop fréquemment faites ou lorsque la maladie dure depuis long-temps. Nous avons pu faire cette remarque chez quelques unes de nos malades, que les saignées modérées fatiguaient peu, à la vérité, mais qu'elles ne soulageaient pas comme elles le faisaient dans les commencemens de la maladie, bien que les progrès de leur mal fussent imperceptibles. Il semble qu'alors la matrice, jouissant plus particulièrement de la vie organique qui lui est propre, s'individualisant en quelque sorte, participe moins activement à la vie générale et reste moins sensible à l'action des agens thérapeutiques généraux.

Nous avons vu des engorgemens durs du col et du corps de l'utérus résister opiniâtrement aux saignées générales et céder avec une rapidité surprenante aux saignées locales faites sur l'organe même. Nous voici conduit à examiner l'utilité et l'opportunité des applications de sangsues dans les engorgemens de la matrice. Cette question est d'une grande importance ; elle mérite toute attention.

Jusqu'à la découverte du spéculum, on ne s'était point avisé de poser des sangsues au col de la matrice ; et, à moins que, par l'effet d'un prolapsus considérable, il se fût présenté à l'entrée de la vulve, la chose eût été impossible. Depuis qu'on peut mettre

à découvert le col utérin, et que les saignées locales
ont été considérées comme un des meilleurs résolutifs des engorgèmens et des indurations, les applications de sangsues sur cet organe sont devenues
d'une pratique aussi vulgaire que facile. Lorsque,
par les saignées du bras, on a abattu la vivacité de
l'inflammation utérine, et qu'il reste une induration
peu douloureuse au toucher et rebelle aux moyens
antiphlogistiques généraux, il faut l'attaquer localement par les sangsues, et extérieurement par divers moyens résolutifs qui seront indiqués plus bas.

Nous savons que M. Lisfranc rejette, dans presque
tous les cas, les applications de sangsues au col utérin. Malgré toute la confiance que nous inspire la
pratique étendue de ce chirurgien, nous restrei-
gnons beaucoup moins qu'il ne le fait les cas où
cette saignée peut être utilement faite. Si, dans les
inflammations aiguës de l'utérus, nous nous abstenons, comme ce praticien, des saignées locales,
nous ne les repoussons pas également du traitement
des inflammations subaiguës et des inflammations
chroniques. C'est dans ce cas qu'elles nous ont rendu
des services prompts et signalés. Nous avons posé
jusqu'à quinze sangsues à la fois au col, et nous
avons vu des engorgemens chroniques de l'utérus
disparaître comme par enchantement après la saignée copieuse qu'elles avaient déterminée, et nous
avons vu, contrairement à ce qu'avance ce professeur, les malades s'applaudir de cette pratique et en
solliciter de nouveau les bienfaits. Les applications

de sangsues au col sont faciles à faire et peu douloureuses. On introduit en même temps dans le
spéculum le nombre de sangsues que l'on veut poser. On les enferme au moyen d'un fort tampon de
linge ou de charpie, et on pousse le tout contre
le col avec l'embout du spéculum. On les maintient
ainsi appliquées sur le col, où elles ne tardent pas
à mordre. Au fur et à mesure qu'elles se détachent,
on les saisit avec une longue pince à pansement, et
on les retire. Lorsqu'elles sont toutes extraites, on
favorise l'écoulement du sang au moyen d'injections
ou d'un bain local tiède, que la présence du spéculum rend facile; on retire ensuite cet instrument,
et le sang continue à couler plus ou moins abondamment par la vulve. On favorise encore cet écoulement par de nouvelles injections portées profondément dans le vagin, et qui ont pour but principal
de détacher les caillots de sang qui se forment dans
ce conduit ou sur les petites plaies des piqûres, et
qui empêchent le sang de couler.

Nous ne concevons pas l'utilité des applications
des sangsues aux lombes, à moins qu'elles ne soient
faites dans l'intention de remédier aux douleurs aiguës qui résultent quelquefois de l'inflammation des
ligamens larges. Nous en dirons autant de celles
posées dans les aines pour combattre les douleurs
des ligamens ronds. Elles ont alors une utilité réelle.
Mais posées dans ces mêmes lieux ou à l'anus ou à la
vulve pour combattre les douleurs et les indurations
de la matrice, elles vont, selon nous, directement

contre le but qu'on se propose. Elles augmentent la congestion de l'utérus et entretiennent ou ramènent tous les accidens qui en dépendent. La théorie est ici d'accord avec la pratique pour les repousser, et nous nous en abstenons constamment pour nous renfermer dans les saignées révulsives faites au bras et dans les saignées immédiatement déplétives faites sur l'organe même.

Pour les mêmes motifs, nous rejetons les ventouses scarifiées posées autour du bassin dans les indurations utérines, et nous les réservons pour combattre les douleurs accessoires que les rapports anatomiques de cet organe réveillent dans les parties environnantes.

Les saignées générales et locales font la base du traitement des indurations de l'utérus à l'état aigu et chronique ; générales, si elles sont aiguës ; locales, si elles sont chroniques ; elles le constituent pour ainsi dire en entier. Il est néanmoins d'autres moyens anti-phlogistiques qui contribuent puissamment à assurer les bons effets des émissions sanguines. Telles sont les applications émollientes faites immédiatement sur l'organe malade ; les bains du col, qu'on administre en introduisant dans la cavité du spéculum, mis en place, une décoction émolliente et narcotique, dans laquelle le col peut baigner pendant un quart d'heure et plus, les cataplasmes ou bouillies de farine de lin dont on emplit le fond du vagin. Mais, ces moyens convenant mieux dans le traitement des écoulemens et des ulcérations, nous

aurons occasion d'y revenir lorsque nous nous occuperons de ces lésions.

Les Bains. On est fréquemment dans l'usage de
prescrire des bains de siége aux femmes qui se plaignent d'éprouver des douleurs dans le bas-ventre,
sans faire assez attention aux causes de ces douleurs et
à l'action du bain local qu'on administre. Dans le traitement des maladies de matrice, on doit éviter tout
ce qui tend à déterminer et à entretenir la congestion
humorale sur cet organe. C'est pour cela que nous
avons adopté les saignées révulsives et localement déplétives, et que nous avons rejeté celles qui semblent
destinées plutôt à attirer le sang dans l'organe malade ou dans les tissus environnans, qu'à évacuer
celui contenu dans les mailles même de l'utérus. Ces
réflexions s'appliquent, on ne peut mieux, aux bains
de fauteuil, qui agissent dans le même sens que les
saignées locales médiates. Les grands bains doivent
donc, dans presque tous les cas, mériter la préférence.
On peut les rendre émolliens, en y délayant un mélange de son et de mucilage de graines de lin ou
d'herbes émollientes bouillies et hachées, qu'on enferme dans une serviette et qu'on pétrit pendant
long-temps dans l'eau du bain, avec le soin d'exprimer de temps en temps le mucilage ainsi délayé
dans la serviette. Le séjour dans ces bains doit se
prolonger le plus long-temps possible, afin qu'une
imbibition puisse se faire par les pores de la peau,
de ce liquide doux et onctueux, qui nous paraît singulièrement propre à tempérer la phlogisticité du

sang et l'acuité de l'inflammation et des douleurs. Les bains ainsi préparés, et à une température en rapport avec les habitudes et l'idiosyncrasie des malades, doivent être prolongés pendant plusieurs heures chaque jour, et, dans quelques cas, être renouvelés matin et soir. Pendant que la malade est dans le bain, elle peut en profiter pour faire des injections avec une seringue à canule recourbée et en gomme élastique, terminée par un renflement olivaire percé de plusieurs trous.

Le repos. Nous avons dit que la matrice était située dans le bassin de manière à pouvoir obéir à l'impulsion que les mouvemens de la femme et la pression des viscères lui imprimaient. La station debout et la pression des viscères la précipitent en bas : les mouvemens latéraux peu ménagés la portent contre les parois du bassin, où elle vient heurter douloureusement, lorsqu'il y a surtout laxité dans ses ligamens suspenseurs. Il est important de prévenir ces inconvéniens qui sont fort graves, en condamnant la malade à un repos absolu dans la position couchée. M. Lisfranc observe très-judicieusement, à cet égard, que le séjour au lit ennuie, échauffe et détermine des congestions sur le bassin; il peut occasioner chez la femme, comme il fait chez l'homme, des excitations des organes génitaux qu'on doit chercher à prévenir. Aussi le repos sera-t-il pris sur un canapé, sur lequel on porte la malade de son lit, pour lui éviter de marcher, et où elle passe la journée étendue et non assise.

Les injections, variées selon l'état maladif qu'on se propose de traiter, et sur lesquelles nous reviendrons ailleurs, peuvent contribuer à la résolution des engorgemens utérins et à la détersion des ulcères cancéreux.

Ces injections ont encore été administrées dans un autre but, celui d'amener la résolution des indurations squirrheuses du col de l'utérus. Elles sont alors de véritables douches, dont l'usage demande une attention particulière. Ce moyen est un résolutif puissant et un excitant énergique. On ne doit y avoir recours que lorsque l'organe est dans un état d'indolence complète, et encore pensons-nous que son usage doit être borné aux indurations chroniques qui n'ont point le caractère squirrheux.

Voici néanmoins un fait rapporté par le professeur Alibert (1), qui infirmerait notre opinion, et que nous rapportons textuellement pour ne rien faire perdre au lecteur du charme que ce brillant écrivain sait répandre sur tous les sujets qu'il traite.

QUATORZIÈME OBSERVATION.

« Benjamin Bell avait indiqué l'eau froide, dit M. Alibert, et nous avions entendu parler d'un jeune homme qui avait eu la patience inaltérable d'exposer, pendant des heures entières, à l'action du robinet d'une fontaine, une petite plaie cancéreuse

(1) *Monographie du Dermatose*, p. 455.

14

qu'il avait à l'un de ses pieds. On assure qu'il parvint à la dénaturer. Il était, d'ailleurs, vigoureux et
robuste. D'après cette vue, j'avais imaginé de faire
administrer des douches perpétuelles à l'arrosoir contre l'etat squirrheux de l'utérus; ce moyen nous parut
merveilleusement efficace dans la personne d'une dan-
seuse de l'Opéra, qui était, du reste, encore à la fleur
de l'âge. Un de mes élèves a exposé, dans une thèse
inaugurale, cette cure inattendue. Il paraît qu'en
cette occasion, l'organe malade passa à un état d'induration totale. Le même disciple a décrit avec exactitude la machine hydraulique dont nous nous ser-
vions pour faire pratiquer ces arrosemens continuels.
C'était un réservoir placé à une hauteur convenable,
dans l'appartement de la malade. De la partie inférieure de ce réservoir partait un tuyau de cuir
très-flexible, à l'extrémité duquel s'adaptait une
petite canule terminée en arrosoir. Cette canule, introduite dans le vagin, y déposait une eau émolliente
et narcotique, qui semblait stupéfier, à la longue,
le col irritable de l'organe utérin. Cette eau, devenue
impure, tombait ensuite dans un vase placé sous la
malade, lequel était percé d'un second tuyau conducteur qui la transmettait à une distance plus ou
moins éloignée. Il est utile de consigner ici que la
personne dont je parle se soumit, pendant cinq
années consécutives, au même traitement. Comme les
soins de propreté étaient pour elle un objet d'étude,
elle avait trouvé l'art de masquer, par une tapisserie
élégante, l'appareil qui servait à l'administration de

ses douches. Le tuyau conducteur venait, en quelque sorte, la trouver furtivement sous un large piano qu'elle avait devant elle et qui servait à charmer ses ennuis ; souvent même, pour varier ses distractions, elle pouvait substituer à l'instrument musical une table de jeu couverte d'un large tapis.

La vérité est que cette dame se trouvait à merveille de ce régime et de ce mode de traitement, que ses douleurs cessèrent, qu'elle reprit sa gaîté et son embonpoint ; tout démontre que sa maladie avait été, pour ainsi dire, *entravée* dans sa marche et dans ses progrès. Je doute, néanmoins, que ce moyen puisse réussir chez des femmes d'une constitution trop affaiblie par la nature et la violence des symptômes ; sa continuation fatiguerait à l'excès les organes, et il ne serait pas toujours facile de le supporter. »

Nous recommanderions cette manière d'administrer les douches, si nous ne trouvions pas, dans les appareils ingénieux inventés par MM. Charrière et Deleuil à Paris, des moyens beaucoup plus sûrs et plus commodes d'atteindre le but. Avec les clyso-pompes de ces habiles mécaniciens, on porte la douche où l'on veut, on la fait par un jet continu pendant aussi long-temps qu'on le désire et on en gradue à volonté la force et la forme. Ces douches sont faites avec des décoctions émollientes, astringentes, avec des eaux résolutives, selon l'état où se trouve l'organe malade. Si elles déterminent de la douleur, une douleur qui se prolonge, on les cesse pour revenir à des moyens plus doux, et les reprendre ensuite lorsque l'excitation qu'elles avaient déterminée est apaisée.

La compression, dont un médecin ingénieux et fertile en expédiens thérapeuthiques, M. Récamier (1), a fait une méthode générale de traitement des tumeurs cancéreuses, et qu'il a étendue au squirrhe de l'utérus, bien que les médecins anglais, qui les premiers l'avaient proposée, aient fini par l'abandonner, de même que MM. Breschet et Ferus en France (2); la compression est un moyen de peu d'utilité dans les indurations de l'utérus. Faite au moyen d'un pessaire en ivoire et en bilboquet, dans lequel le col de l'utérus plonge et se trouve comprimé par le poids du corps de l'organe et celui des viscères abdominaux, elle peut avoir quelque efficacité contre les engorgemens chroniques et indolens; mais pour peu que ces engorgemens s'accompagnent de douleurs, qu'un travail inflammatoire survienne dans les tissus dont ils se composent, que la désorganisation squirrheuse fasse des progrès, elle est inapplicable, ou elle doit cesser aussitôt qu'on s'aperçoit des changemens morbides qui surviennent dans la partie affectée. Le vagin lui-même et les parties environnantes s'accommodent quelquefois mal de la présence de ce corps étranger, et s'opposent à ce que l'on puisse en continuer l'usage. Il faut alors le retirer et renoncer à la compression.

(1) *Recherches sur le traitement du cancer*, t. 1ᵉʳ, p. 550.
(2) *Dictionnaire de médecine*, en 21 vol.

Vainement chercherait-on à combattre par tous les moyens que nous venons d'indiquer les inflammations aiguës et chroniques, les indurations de toute espèce de la matrice, si, par des écarts dans le régime, par l'intempérance, par l'inobservance des lois de l'hygiène, et surtout par l'usage et l'abus du coït, la malade entretient ou renouvelle sans cesse l'état d'excitation des organes générateurs. Le repos de ces organes est indispensable à la réussite du traitement. Quelques exceptions infiniment rares peuvent néanmoins être faites à cette loi générale. Il est des femmes pour lesquelles les rapports des sexes sont un besoin tellement impérieux, que leur privation complète les jette dans un état de morosité, d'hypochondrie, et par suite d'excitation nerveuse, qui réagit sur l'utérus de la manière la plus défavorable. A de telles femmes, on doit permettre des jouissances rares et procurées par le mari avec les plus grands ménagemens et les plus grandes précautions, pour éviter de heurter le col utérin, de le contondre et d'occasioner à la matrice des ébranlemens douloureux.

Les indications thérapeutiques dont nous venons de nous occuper se rapportent à toutes les indurations et à quelques unes des phlegmasies de l'utérus. Parmi ces indurations, celle propre au squirrhe, celle qui le constitue, fait-elle exception aux règles générales de traitement que nous venons d'établir?

Ce traitement, administré par un médecin habile et persévérant, triomphe dans la plupart des cas des engorgemens inflammatoires et des indurations simples ou compliquées de lésions diverses, qui ne sont point de nature cancéreuse. Mais ce même traitement n'exerce, en général, contre le squirrhe proprement dit, qu'une influence indirecte et éloignée. Nous avons établi ailleurs que les excitations, les irritations et les degrés divers d'inflammation de l'utérus étaient au nombre des causes les plus actives du développement du squirrhe. Non qu'elles le produisent; son principe étant essentiellement organique, il trouve dans l'organisme même la raison de son existence, mais elles lui donnent l'impulsion, elles hâtent sa marche, elles précipitent sa terminaison funeste. L'anéantissement de ces causes, de ces lésions concomitantes et réactionnaires, est sans nul doute le premier but que le médecin doive se proposer. Le squirrhe, débarrassé de ces dangereuses coïncidences, pourra être attaqué avec plus d'espoir par les moyens dont l'expérience a proclamé l'utilité. Si sa résolution et sa curation ne peuvent pas être obtenues complétement, opinion qui est vivement controversée de nos jours, du moins est-il possible de parvenir, en l'isolant de toutes ses causes impulsives, à le maintenir dans son état d'indolence et d'induration, dans un véritable *statu quo*, d'où la puissance de l'organisme peut plus tard le faire rétrograder.

Si, en éloignant toutes les causes d'excitation de la matrice, si, par l'emploi bien ordonné de la plupart des moyens indiqués, on parvenait à diminuer sa vitalité, son activité organique et nutritive, à modérer sa sensibilité, à l'amener à l'état de parasite auquel l'âge avancé la condamne, on aurait fait un pas immense vers sa guérison, en mettant dans l'impossibité de nuire un ennemi qu'on ne peut détruire. Et pour atteindre ce but, nous ne connaissons pas de meilleure méthode de traitement que celle suivie pour les engorgemens chroniques. Cette méthode est d'autant mieux indiquée, qu'il reste presque toujours quelque doute sur la nature des indurations utérines, l'expérience ayant prouvé que souvent celles qui réunissaient au plus haut degré les caractères prétendus distinctifs du squirrhe, n'étaient rien moins que squirrheuses.

C'est ici vraiment que l'absence des signes diagnostiques distinctifs du squirrhe se fait vivement sentir. Car l'activité du traitement développée contre les indurations simples serait bien moindre, et le traitement lui-même prendrait une autre direction, si l'on pouvait s'assurer, dès le principe, si l'on a affaire à une tumeur squirrheuse ou non squirrheuse. Dans le doute, il n'y a pas à hésiter, il faut agir comme si l'on avait à combattre une inflammation chronique; et si l'événement prouve que cette induration était squirrheuse, on aura toujours eu l'avantage de l'avoir dégagée d'une complication fâcheuse.

La résistance que le cancer offre aux agens thérapeutiques, et cette disposition de l'esprit humain qui le porte à se raidir contre les difficultés pour les surmonter, ont dû multiplier à l'infini les recherches des substances et des préparations médicamenteuses applicables à la curation de cette maladie. Le temps a fait justice des promesses fallacieuses de la plupart d'entre elles. Il en est néanmoins qui sont restées dans le domaine de la thérapeutique, et dont on ne saurait révoquer en doute la salutaire influence. En tête de ces moyens se présentent les résolutifs, appliqués à l'extérieur en friction ou par la méthode endermique, ou administrés intérieurement, et les révulsifs ou dérivatifs, tels que les cautères ou les vésicatoires.

On est quelquefois émerveillé de la grandeur des effets produits par les plus petites causes. Cela se présente surtout en thérapeutique, où les actions journalières des médicamens passent le plus souvent inaperçues, et ne sont appréciées que par les résultats qu'elles produisent à la longue. Il semble que l'organisation s'imprègne lentement et se modifie insensiblement dans le sens de l'état normal. Ces faits sont d'observation journalière, et, quoique inexplicables, ils n'en forment pas moins la base de la thérapeutique des maladies chroniques.

L'iode. Parmi les médicamens résolutifs, l'iode occupe à bon droit une des premières places. Son action sur les engorgemens lymphatiques est une des plus marquées de la thérapeutique; cette action peut, dans quelques circonstances, s'étendre aux indurations suspectes de la matrice.

QUINZIÈME OBSERVATION.

Engorgement des glandes du sein et de l'aisselle gauches ;
des ganglions cervicaux de l'un et de l'autre côté du cou ;
induration douloureuse du corps et du col de l'utérus,
suite d'une couche laborieuse et datant d'un an ; guérison.

Madame Dénard, jouissant habituellement d'une
bonne santé, se maria à l'âge de trente-six ans, et ac-
coucha au bout de dix mois de deux enfans. L'accouchement fut long, très-douloureux, et dut être ter-
miné par le forceps. Des accidens graves survinrent,
déterminés, selon toute apparence, par une inflammation aiguë de la matrice et de ses annexes ; les jours
de la malade furent plusieurs fois en danger. Elle ne
se rétablit, quoique incomplétement, qu'après plusieurs mois de séjour au lit.

Neuf mois s'étaient écoulés depuis la couche de
cette dame, lorsqu'elle me fit appeler. Quoique
moins souffrante qu'elle n'avait été, elle éprouvait
des douleurs constantes dans le ventre, des pesanteurs sur le siége, et une grande difficulté pour marcher et se tenir debout. Je trouvai la matrice, corps
et col, engorgée et du volume d'un gros œuf de
poule, sensible à la pression, et descendue à un
pouce de la vulve. Les règles n'avaient pas reparu
depuis la couche ; un écoulement blanc-jaunâtre et
épais avait lieu par la vulve.

J'ordonnai le repos absolu et au lit ; je prescrivis

l'usage des émolliens en boisson, en bains, lotions et cataplasmes, et un régime diététique sévère. Trois petites saignées du bras furent pratiquées dans le premier mois; les douleurs utérines cessèrent entièrement, mais l'engorgement persista. Bientôt les glandes du sein et de l'aisselle gauche se prirent, de même que les glandes sous-maxillaires, et les ganglions cervicaux. La manifestation de cette diathèse lymphatique dut me rendre plus circonspect sur l'emploi de la saignée, d'autant plus que tous ces engorgemens étaient indolens et sans inflammation. J'eus recours au traitement iodé. Des frictions avec de la pommade d'hydriodate de potasse, parfois iodurée, furent pratiquées chaque jour sur les engorgemens des seins, de l'aisselle et du cou; la solution d'iode, ses teintures, sa préparation saline, furent administrées à l'intérieur avec l'infusion de houblon, et la malade, très-débilitée, fut soumise à un régime fortifiant.

Ce traitement fut suivi avec exactitude pendant quatre mois, en variant les préparations d'iode et les doses du médicament, selon que les dispositions de l'estomac étaient bonnes ou mauvaises. Après ce temps, la matrice avait sensiblement diminué de volume; l'engorgement des glandes n'avait pas cédé dans la même proportion; mais il était moins considérable. La malade, dont la santé d'ailleurs était bonne, demanda à suspendre son traitement; j'y consentis, et je la perdis de vue.

Six mois plus tard, madame Dénard vint me faire

part de sa parfaite guérison. Il ne restait plus de trace d'engorgement lymphatique ; la matrice, revenue dans ses limites naturelles, avait repris l'exercice normal de ses fonctions, les règles avaient coulé trois fois sans douleur, sans fatigue, et sans être précédées ou suivies d'écoulement leucorrhéique. Cette dame m'apprit qu'un mois après la cessation du traitement, elle s'était aperçue d'une diminution rapide des diverses tumeurs, qui restaient encore volumineuses lorsque j'avais suspendu mes visites ; que les pesanteurs sur le siége avaient suivi la même marche rétrograde, et qu'elles avaient complétement cessé; la matrice, en effet, ne présentait plus rien d'anormal.

Cette guérison, qui ne s'est point démentie depuis cinq ans, est une preuve que l'action de l'iode se continue long-temps encore après qu'on en a cessé l'usage. L'effet résolutif si positif qu'elle a produit dans cette circonstance, doit nécessairement encourager à l'administrer dans les indurations non inflammatoires de l'utérus, et notamment dans les engorgemens squirrheux, qui semblent se rapprocher davantage par leur nature des engorgemens blancs. L'impossibilité de faire des frictions sur l'organe même, ou sur des points assez rapprochés pour qu'elles puissent agir très-activement sur son induration, doit faire joindre, aux frictions sur les membres inférieurs, son administration à l'intérieur à doses assez minimes pour que son usage puisse être continué pendant long-temps sans fatiguer l'estomac.

Le tartre stibié. L'eau émétisée, un grain de tartre stibié par deux livres d'eau, conseillée par quelques praticiens, par Portal entre autres (1), comme un excellent résolutif des engorgemens internes, n'a pas, que nous sachions, été employée contre les indurations squirrheuses de l'utérus. Je n'ai par devers moi aucun fait à citer à l'appui de ses propriétés curatives par ce mode d'administration. Je donnerais la préférence à l'iode, dont les bons effets me sont mieux connus. Mais, appliqué à la peau en friction ou sous forme d'emplâtre, le tartre stibié est un excellent révulsif. Je me suis très-bien trouvé des frictions stibiées pratiquées sur le ventre, dans les aines, à la partie intérieure des cuisses ; d'un large emplâtre de poix de Bourgogne, saupoudré avec deux scrupules, un gros d'émétique, et appliqué sur le sacrum et le bas de la colonne vertébrale, dans les cas d'engorgemens utérins s'accompagnant de douleurs lombaires et inguinales. L'éruption pustuleuse que ce sel développe sur les points où il séjourne, intéresse le tissu de la peau plus profondément que ne font les vésicatoires ; et il n'a pas, comme ces derniers, l'inconvénient d'agir sur les voies urinaires. Une suppuration abondante et salutaire résulte quelquefois des ulcérations qui succèdent aux pustules. Cette suppuration peut être entretenue plus ou moins long-temps, suivant l'effet qu'on se propose d'en obtenir. Son efficacité

---

(1) *Traité des maladies du foie.*

m'a été démontrée dans maintes circonstances, mais pas encore d'une manière aussi formelle qu'on le remarque dans l'observation suivante du docteur Duparcque.

SEIZIÈME OBSERVATION.

« Madame Humblot, âgée de vingt-sept ans, était affectée d'un engorgement chronique du col de l'utérus, datant de sept années. Le col de l'utérus se présentait entre les nymphes, ayant le volume et la forme d'une fiole de verre blanc à goulot, de la capacité de six onces ; il était dur et d'un blanc rosé. Une forte saignée du bras, plusieurs applications de sangsues sur le col furent faites ; la lèvre antérieure était réduite aux deux tiers et ramollie. La faiblesse de la malade était telle, qu'elle ne pouvait se mettre sur son séant sans perdre connaissance. On donna quelques alimens, et on pratiqua des *frictions sur les membres avec de la pommade stibiée*. C'était le 12 septembre. A compter du 26, la résolution de l'engorgement marcha rapidement.

Le 17 octobre, on avait usé huit onces de pommade en frictions, ce qui fait huit gros d'émétique. Quelques petites pustules vacciniformes s'étaient montrées vers les aines et au coude ; on suspendit les frictions.

Cette malade se trouvait complétement rétablie sur la fin de novembre. Elle devint enceinte deux mois après, et elle succomba à une pneumonie

chronique, le 5 septembre, quelques heures après
avoir mis au monde un enfant vigoureux. »

Ici M. Duparcque comptait sur l'action résolu-
tive par absorption de la pommade stibiée, puisqu'il l'a employée à faible dose, et qu'il la suspend
dès le moment où apparaissent les pustules. Quand
on veut que le médicament agisse de la sorte, il faut
pratiquer les frictions, tantôt sur un point, tantôt sur
un autre, et jamais sur la même place, pour éviter
l'éruption pustuleuse qui ne manquerait pas de s'y
développer.

Le mercure est sans contredit un excellent résolutif; mais comme nous aurons occasion de signaler
ses propriétés curatives, en parlant des ulcérations
qui peuvent avoir le caractère vénérien, nous n'en
parlerons ici que pour en faire une simple mention,
et en recommander l'usage en friction, notamment
quand on aura lieu de soupçonner qu'un engorgement utérin, rebelle à tous les traitemens, peut
avoir quelque rapport avec une infection vénérienne; des frictions avec l'onguent mercuriel,
l'administration du calomélas, peuvent dans ce cas
avoir les plus heureux résultats.

Les révulsifs. Quelle que soit l'idée théorique que
l'on se forme de la manière d'agir des agens thérapeutiques connus sous cette dénomination; soit
qu'ils déterminent sur un point éloigné une irritation qui contrebalance celle de l'organe malade,
soit qu'ils ouvrent une voie nouvelle à des sécrétions
morbides, et qu'ils fassent réellement un appel sur

le point où ils sont appliqués au principe délétère
qui, dans quelques circonstances, vicie les humeurs
et produit ou entretient la maladie, toujours est-il
qu'ils exercent une salutaire influence dans le traitement des engorgemens de l'utérus.

La coïncidence du développement de ces engorgemens avec la suppression de certaines éruptions
cutanées, dartreuses ou psoriques, d'écoulemens
habituels normaux et anormaux, avec une disposition organique particulière, lymphatique, scrofu-
leuse ou rachitique, démontre les rapports de cause
à effet qui lient entre eux ces divers états maladifs,
et qui les rendent dépendans les uns des autres.
Rien n'est plus commun que de voir la suppression
d'une dartre être suivie, d'une manière plus ou
moins immédiate, de la phlegmasie, de l'engorgement, de l'induration d'un organe interne, et la
réapparition de cette dartre à la peau amener
promptement la résolution de la phlegmasie et de
ses produits. C'est sur ces faits d'observation qu'est
fondée la théorie de la révulsion. Ces faits sont assez
nombreux et assez probans pour faire rechercher,
chaque fois qu'il existe un engorgement de l'utérus,
s'il n'a pas été précédé de quelqu'un des états pathologiques mentionnés, et dont la disparition aurait pu devenir cause efficiente ou cause aggravante
de la maladie nouvelle. On n'hésiterait pas dans ce
cas à rappeler à la peau, par des vésicatoires, par des
frictions stibiées ou par des bains sulfureux, cette
éruption herpétique ou psorique, qui peut jouer un

rôle important dans la production ou l'entretien de la maladie. Si un catarrhe habituel, si un flux leucorrhéique constitutionnel ont été supprimés, un exutoire au bras ou à la cuisse peuvent être d'une grande utilité. Si le flux leucorrhéique, au lieu d'avoir été supprimé, existe avec une grande abondance, et s'il s'accompagne de l'engorgement utérin, les exutoires peuvent encore être très-utiles; enfin nous croyons à leur efficacité, et nous l'avons même constatée dans un cas, lorsqu'il n'existe qu'une simple induration phlegmasique du col ou du corps utérin. En voici une preuve :

DIX-SEPTIÈME OBSERVATION.

Une dame, âgée de vingt-sept ans, bijoutière, éprouvait depuis trois ans, époque d'une seconde couche, les symptômes d'une maladie de matrice, contre laquelle elle avait épuisé, pendant ces trois années, tous les moyens que les conseils de quelques médecins avaient mis à sa disposition, et toutes les recettes du charlatanisme.

Consulté par cette dame en 1826, je trouvai la matrice à un pouce de la vulve, le col entr'ouvert, et gros comme un petit œuf de poule, sans inégalité ni bosselure, mais sensible à la pression. Cette dame m'avoua que les approches conjugales étaient pour elle si douloureuses, que depuis long-temps elles étaient devenues tout-à-fait impossibles à supporter. Un écoulement blanc avait habituellement lieu ; les règles revenaient à leurs époques, mais avec des douleurs inouïes dans le ventre, les reins, les aines et le long des cuisses. Elles obligeaient la malade à garder le lit pendant huit jours chaque mois.

Le repos et le traitement antiphlogistique avaient été conseillés et observés avec assez d'exactitude, pendant un fort long temps, sans beaucoup d'avantage. Néanmoins je conseillai d'y revenir, et en même temps j'appliquai sur les côtés de la partie inférieure de la colonne vertébrale deux larges cautères, dont la suppuration dut être entretenue pendant long-temps. Au bout de six mois, la matrice était remontée de trois pouces; l'engorgement avait presque entièrement disparu, et cette dame était revenue à ses occupations habituelles de ménage ; elle a conservé ses cautères pendant *quinze mois*, et je n'ai pas appris qu'elle se soit alitée de nouveau depuis cette époque.

M. Sanson, chirurgien de l'Hôtel-Dieu, dont nous aimons à invoquer l'autorité, a fait part à la Société de Médecine de Paris, de quelques faits qui prouvent, comme celui-ci, l'utilité des cautères aux lombes, pour procurer la résolution des engorgemens utérins. Nous les considérons donc comme un moyen puissant, dont on doit, dans quelques circonstances d'indurations présumées squirrheuses, retirer de bons effets, surtout en faisant concorder leur application avec l'usage des douches à l'eau froide sur le col, dont M. Alibert nous a conseillé l'emploi et signalé l'utilité.

Nous préférons les cautères posés aux lombes, aux moxas sur la même partie, ou aux sétons dans les plis des aines ou au voisinage des grandes lèvres, conseillés par quelques auteurs. Les moxas sont plus douloureux que les cautères, et ne détruisent pas la peau aussi profondément que ces derniers, dont la suppuration peut être entretenue indéfiniment. Les sétons sont plus douloureux encore et bien plus incommodes dans les lieux où ils sont placés. Sans rejeter ces moyens, nous les croyons plus difficilement applicables.

La révulsion opérée sur le tube intestinal au moyen des purgatifs doux, répétés de loin en loin, peut encore être efficace contre les engorgemens utérins qui persistent après les couches, sans avoir été déterminés ou sans être entretenus par un état inflammatoire marqué. On conçoit que la rétention d'une partie des lochies dans les conduits qui les fournissent, puisse produire ces engorgemens, et que leur résolution soit quelquefois incomplète par le rétablissement tardif du cours de ce fluide excréteur. C'est dans les engorgemens dus à cette cause qu'on peut solliciter avec avantage les évacuations alvines. On ne perdra pas de vue, toutefois, la remarque faite par tous les bons praticiens ; c'est que, dans les maladies de matrice, la muqueuse gastro-intestinale a une très-grande tendance à s'irriter et à s'inflammer ; ce qui doit rendre très-circonspect dans l'usage des purgatifs, de ceux surtout qui exercent une action irritante sur le tube digestif.

Parmi les agens de la révulsion, il en est un puissant que nous ne devons pas négliger de mentionner, c'est l'allaitement. Nous ne conseillerons pas à une femme atteinte d'un squirrhe, indolent ou non, de se livrer à l'acte de la reproduction, et de s'exposer aux conséquences qui pourraient en résulter. Mais à cet égard on ne prend pas toujours nos conseils, ou si on les prend, on ne les suit pas toujours exactement. Il peut donc arriver, et souvent il arrive, que des femmes atteintes de maladies de l'utérus deviennent enceintes. Rarement la grossesse parcourt alors toutes ses périodes; souvent l'accouchement se fait du septième au huitième mois, époque néanmoins assez avancée pour assurer la viabilité de l'enfant. Deux fois nous avons vu des accouchemens prématurés avoir lieu chez des femmes atteintes d'indurations squirrheuses de l'utérus; deux fois les enfans sont venus à la fin du huitième mois, très-bien portans. Nous avons exigé et obtenu de ces deux mères qu'elles allaitassent leur enfant.

L'allaitement n'empêcha pas les lochies de couler, comme cela a lieu en pareil cas, avec la même abondance que si les femmes n'avaient pas nourri. Mais pendant l'année, et même pendant les quinze mois où la nourriture se prolongea pour l'une d'elles, il n'y eut point d'écoulement utérin; les règles, dont nous avons signalé la fâcheuse influence, ne parurent point, et la matrice préservée de cette cause puissante d'engorgement et d'excitation, condamnée en quelque sorte au repos fonctionnel, par l'activité

nutritive concentrée sur les mamelles, diminua sensiblement de volume, et permit de concevoir pendant quelque temps l'espoir d'une guérison prochaine. Cet espoir fut malheureusement de courte
durée; après le sevrage, la maladie reprit sa marche, suspendue par l'allaitement, et conduisit ces
deux femmes au tombeau, en moins d'une année
d'horribles souffrances.

Il faut encore tenir compte d'une remarque pratique; c'est que chez quelques femmes l'allaitement,
loin d'exercer une action révulsive, détermine au
contraire une irritation sympathique sur l'utérus,
qui oblige de le faire cesser. Nous avons vu chez
quelques nourrices des douleurs vives de l'utérus,
des métrorrhagies abondantes, avoir lieu chaque fois
que l'enfant tétait. Chez de telles femmes, on ne
doit point laisser continuer l'allaitement, dans l'intérêt de l'enfant et dans celui de la nourrice, si surtout elle est atteinte d'une maladie de matrice.

Jusqu'ici, nous nous sommes occupé du traitement des indurations squirrheuses ou non squirrheuses de l'utérus, en signalant le peu d'inconvénient qu'il y avait à confondre ces deux espèces d'altérations, qu'il était d'ailleurs si difficile de distinguer, sous le rapport des moyens thérapeutiques
qu'il convenait de leur opposer. Lorsqu'on aurait
de prime abord la certitude qu'on a affaire à une
affection squirrheuse, nous ne savons pas ce qu'on
pourrait faire de mieux pour en tenter la résolution,
pour en arrêter les progrès et prévenir sa terminai-

son fatale, que ce que nous avons indiqué pour toutes sortes d'indurations.

Nous allons passer au traitement des ulcérations, puis à celui du cancer parvenu à sa période avancée, où nous retrouverons le squirrhe ulcéré. Nous terminerons par l'exposé des opérations chirurgicales proprement dites.

Nous avons indiqué comment M. Cullerier et M. Lisfranc traitaient les ulcérations simples de la matrice, et comment nous les traitions nous-même par une heureuse combinaison des antiphlogistiques, des pansemens émolliens et narcotiques, avec les cautérisations faites au moyen de la pierre infernale, du proto-nitrate de mercure et de la créosote. Il nous reste à parler de l'excellent travail de M. Mélier (1).

Ce praticien, après avoir signalé l'utilité des bains du col de la matrice, des injections vaginales et d'autres moyens applicables au traitement des maladies de cet organe, que nous avons indiqué dans le cours de cet ouvrage, insiste sur les injections dans la cavité utérine par son orifice, au moyen d'une seringue à hydrocèle, terminée par une canule un peu longue, mousse, en gomme élastique, placée à l'entrée du col, et même introduite un peu avant dans sa cavité.

Les avantages que M. Mélier a obtenus de ces injections, et que nous avons obtenus nous-même,

____

(1) Mém. cité, tom. II, pag. 330 des *Mémoires de l'Académie royale de médecine*.

nous font un devoir de rapporter le passage où elles sont décrites. Nos lecteurs y trouveront d'ailleurs de nouveaux signes diagnostiques fort utiles à connaître, et des considérations nouvelles sur les lésions morbides et fonctionnelles, qui font honneur à leur auteur.

Injections dans le col utérin. Ces injections sont indiquées dans l'inflammation chronique de la membrane muqueuse qui tapisse le col utérin et qui s'étend probablement jusque dans le corps de l'organe.

Cette affection très-commune n'a pas été étudiée avec tout le soin qu'elle exige. « Au moyen du spéculum, dit M. Mélier, on aperçoit l'orifice du col plus ou moins rouge, la membrane muqueuse boursouflée, gonflée. Un mucus épais, visqueux, collant, blanc, grisâtre, plus ou moins coloré, et quelquefois sanguinolent, s'en écoule ou plutôt y adhère, obstrue le canal qui forme le col, et n'en sort qu'avec difficulté. Si, avec une pince mousse et de la charpie, on cherche à l'enlever, ce fluide gluant s'allonge et file comme un crachat épais; pour en débarrasser le col, il faut injecter de l'eau dans sa cavité. L'orifice lui-même se présente sous deux états différens; tantôt, extrêmement rétréci et ne formant, pour ainsi dire, qu'un simple *pertuis*, il semble effacé; d'autres fois, le gonflement de ses bords le fait paraître comme évasé et lui donne une apparence infundibuliforme. Dans tous les cas, il est complétement oblitéré ou obstrué par le mucus qui s'en écoule. Examiné dans sa totalité, le col est tantôt gonflé, plus dur que dans l'état naturel, et bosselé ; dans d'autres cas, il n'a que sa dimension et sa consistance normales, et sa forme n'est pas changée; il est plus ou moins douloureux au toucher.

Les malades se plaignent d'une douleur sourde, profonde, ou d'un sentiment de gêne, quelquefois aussi de souffrances vives, d'une grande chaleur et d'un prurit incommode dans le bassin, derrière le pubis, qu'elles indiquent comme le siége du mal. Quelquefois ces douleurs augmentent, deviennent pour ainsi dire *expultrices;* les malades se sentent *mouillées* et bientôt après soulagées. Les règles, plus ou moins pénibles, sont *glaireuses*, mélangées de mucus ; le coït est douloureux. La maladie persistant ou s'aggravant, une douleur nouvelle se fait sentir dans les aines, aux flancs, vers la hanche, dans la région des ovaires, comme si la maladie se fût étendue à ces organes ; l'ovaire est entrepris. C'est ainsi et sous ces influences que doivent naître des ovarites. Si ces dernières affections dépendent souvent des premières, en guérissant les maladies du col et du corps de l'utérus, on doit faire cesser celles sympathiquement développées des ovaires. Que si la leucorrhée n'est souvent qu'un symptôme d'affections diverses, bien souvent aussi elle devient la cause des maladies les plus graves. Se communiquant de la muqueuse aux tissus sous-jacens, la phlegmasie amène consécutivement l'engorgement du col de l'utérus et son inflammation, les tubercules qui s'y forment et enfin sa dégénération. »

Les femmes chez lesquelles cette affection a été observée par l'auteur n'ont jamais eu aucuns symptômes de grossesse; elles étaient stériles. On conçoit en effet qu'oblitéré par le gonflement de la membrane muqueuse qui le tapisse, mais surtout par le mucus épais qui s'y forme, s'y amasse, le col utérin doit être imperméable au fluide spermatique. Cette cause de stérilité qui n'avait jamais été bien clairement indiquée, que je sache, me paraît aussi évidente qu'elle est facile à comprendre. Si, en même temps, les affections de l'ovaire sont plus communes chez les femmes stériles, n'est-il pas vraisemblable que ces deux effets, la stérilité et la maladie de l'ovaire, tiennent à la même cause, sont la conséquence d'un catarrhe habituel du col?

C'est dans cette maladie que les *injections directes dans le col utérin* sont indiquées. Par ces injections, on combat l'inflammation de la muqueuse et on la débarrasse des mucosités qui s'y amassent. Elles doivent être faites avec ménagement, en poussant le liquide avec précaution et sans efforts. Il ressort à mesure, ou s'y accumule pour s'échapper en jet assez fort quand on retire la canule. Pour le choix du liquide, on doit se guider sur l'état des parties et le degré de douleur qui accompagne la maladie. La prudence exige qu'on fasse long-temps usage des émolliens et qu'on n'en vienne aux résolutifs qu'avec une extrême circonspection.

On parviendra ainsi à la longue, avec le concours des autres moyens, à rétablir le col dans son état naturel et à faire cesser le catarrhe dont il était le siége. Son orifice étant devenu perméable, la fécondation pourra avoir lieu.

Cette grande question de stérilité, à laquelle M. Mélier vient d'assigner une de ses causes très-probables, s'est présentée souvent à notre esprit; et dans beaucoup de cas nous n'avons pas hésité à la résoudre dans le même sens que notre confrère. Seulement, à la vue de la fréquence de la stérilité que nous avons observée à la suite des avortemens, nous l'avons attribuée, dans ces cas, à l'état maladif des ovaires ou des trompes, qui précède, accompagne ou suit l'avortement, qui prive si souvent les femmes du bonheur de devenir enceintes de nouveau.

DIX-HUITIÈME OBSERVATION.

Tuméfaction considérable, sans induration, du col de la matrice; dilatation de son orifice; leucorrhée abondante; injections dans le col; guérison.

Madame R., âgée de trente ans, ayant eu deux enfans, dont le plus jeune est âgé de quatre ans, impressionnable et irritable, éprouvait, depuis un an qu'elle avait quitté Genève, sa patrie, pour habiter Paris, tous les symptômes du catarrhe utérin : douleur sourde dans le bas-ventre, dans les lombes et les aines, où elle ressentait des tiraillemens incommodes lorsqu'elle restait quelque temps debout; pesanteur sur le siége et le périnée, qui rendait les longues promenades pénibles et quelquefois impossibles; écoulement continuel et très-abondant par la vulve d'un mucus branc-jaunâtre, épais, ou de glaires filantes comme du blanc d'œuf, sur lesquelles on remarquait parfois des stries de sang. Constipation pénible et habituelle; amaigrissement marqué; pouls fébrile; les règles n'ayant éprouvé aucun dérangement. Au toucher, le col parut mou, volumineux, et l'orifice utérin, très-dilaté, admettait facilement le bout du doigt indicateur. A la vue, toutes les surfaces qui étaient abreuvées d'un mucus épais parurent, lorsque ce mucus fut abstergé avec un linge fin, d'un blanc grisâtre qui contrastait avec la couleur rosée de l'orifice de la matrice. De légères excoriations linéaires s'observaient dans la direction de la cavité du col : en exerçant une pression avec le spéculum sur la cloison utéro-vaginale et le corps de la matrice, on faisait sortir par son orifice une quantité considérable de mucosités ; la pression avec le doigt et le spéculum était douloureuse ; le col était à un pouce au dessus du périnée.

Je pratiquai une saignée du bras, de huit onces, et pendant huit jours, des injections émollientes d'eau de guimauve et de pavot, des bains, un régime doux et le repos furent prescrits. Lorsque les douleurs de la matrice furent calmées, je remplaçai les émolliens par une décoction d'une forte poignée de suie dans une pinte d'eau, avec laquelle je fis, chaque matin, trois ou quatre injections dans la cavité utérine, au moyen d'une sonde en gomme élastique, introduite par l'un de ses bouts dans l'orifice et la cavité du col. Ces injections se faisaient avec facilité sans occasioner de douleur. Après avoir retiré la sonde, je portais sur le col et j'y laissais à demeure jusqu'au lendemain un fort plumasseau de charpie imbibé de la même décoction; je pouvais m'assurer chaque matin que la charpie était restée en contact avec le col, maintenue dans cette position par le resserrement de la partie supérieure du canal vaginal.

Ces pansemens furent continués pendant quinze jours, après lesquels je les cessai pour m'assurer de l'état de l'écoulement; il avait presque entièrement cessé. Je continuai néanmoins à faire une injection tous les deux jours, pendant un mois. La malade n'éprouvant plus alors aucun des symptômes signalés, tout traitement fut suspendu. La santé de madame R. ne s'est pas dérangée de nouveau, depuis un an que je lui ai donné mes soins. Elle éprouve seulement de loin en loin quelques flueurs blanches, auxquelles elle est sujette depuis son enfance et qui ne constituent pas chez elle un état maladif.

DIX-NEUVIÈME OBSERVATION.

Engorgement mou du col de la matrice, saignant à la plus légère pression; leucorrhée habituelle; orifice du col largement ouvert; érosion superficielle sur la lèvre postérieure.

Madame L., âgée de trente ans, brune, bien

constituée, n'ayant eu qu'un enfant il y a dix ans, était tourmentée de flueurs blanches habituelles, de pesanteurs de matrice et de quelques élancemens passagers qui revenaient de temps en temps et semblaient traverser l'utérus. Depuis dix-huit mois, huit jours après la cessation des règles, il s'établissait chez la malade un suintement sanguin par la vulve, qui l'incommodait et lui était désagréable. Cet écoulement de sang était continu depuis quelques mois, lorsque la malade me fit appeler au mois d'août 1834.

Cette dame éprouvait, depuis quelque temps, des peines morales qui lui occasionaient beaucoup de tristesse et d'ennui, et sous l'influence desquelles son indisposition avait fait de sensibles progrès. A mon examen, je trouvai le ventre volumineux et douloureux à la pression ; la douleur se faisait sentir surtout derrière le pubis, dans les aines et les lombes ; elle était sourde et profonde ; parfois elle avait le caractère lancinant. Au toucher, on trouvait l'utérus volumineux et sensible profondément au-delà de l'insertion vaginale ; il était lourd et élevé de deux pouces au dessus de l'orifice vulvaire. Le col, au toucher, était mou, spongieux ; vu au spéculum, et comprimé par l'instrument, il laissait exhaler de toute sa surface un grand nombre de gouttelettes de sang, les bords de son orifice étaient tuméfiés et d'un rouge vif ; sur la lèvre postérieure, il existait une petite ulcération peu profonde. Un écoulement blanc jaunâtre, provenant de la cavité utérine, imprégnait toutes ces parties, et contribuait à entretenir les tissus dans l'état de flaccidité et de mollesse où on les voyait.

La malade se trouvant éloignée de l'époque de ses règles, et présentant toutes les apparences d'une forte constitution, je lui pratiquai immédiatement une saignée du bras, de trois palettes. Cette saignée, renouvelée trois jours après, arrêta l'écoulement du sang. Mais le flux leucorrhéique persista avec une grande abondance. Je commençai alors les injections avec l'eau de suie, portées, comme dans l'observation précédente, jusque dans la cavité utérine. Je les continuai pendant trois semaines, au bout desquelles l'écoulement leucorrhéique avait presque entièrement cessé. La matrice était revenue à son volume normal. Pendant ces trois semaines, il n'avait pas reparu une seule goutte de sang. Les règles coulèrent alors régulièrement, et, après leur cessation, je trouvai le col raffermi, ne laissant plus exhaler de sang; son orifice était sensiblement rétréci; et l'écoulement en blanc presque nul.

Dans les deux observations que nous venons de rapporter, on peut remarquer la grande efficacité de la décoction de suie contre les écoulemens atoniques de l'utérus. Lors même que cette substance n'aurait pas la même puissance d'arrêter le cancer dans sa marche et de le guérir, comme semble le faire espérer l'observation de M. Blaud, elle n'en serait pas moins une conquête précieuse pour la thérapeuthique des flueurs blanches et autres flux utérins, sans réaction fébrile et sans inflammation de l'organe. Elle mérite, à ce titre, d'être mentionnée comme une heureuse découverte, et nous nous félicitons d'avoir un des premiers étendu son emploi au traitement des écoulemens et des ulcérations de la matrice.

Nous arrivons à l'ulcération cancéreuse et désorganatrice, soit qu'elle succède au squirrhe, soit qu'elle commence par l'érosion superficielle du col. Cette dernière nous paraît seule susceptible d'être arrêtée dans sa marche par le traitement ; celle qui succède au squirrhe, se présentant de prime abord avec des désorganisations étendues et profondes, réclame les grands moyens chirurgicaux dont il sera parlé plus loin.

Bayle, qui avait constaté, par ses recherches anatomiques, que le tissu de la matrice était presque toujours sain à deux ou trois lignes au-delà de l'ulcère cancéreux, et qui avait reconnu l'analogie de cet ulcère avec le *noli me tangere* de la peau, émettait le vœu qu'on pût l'attaquer comme ce dernier, avec la pâte arsénicale, pourvu qu'on trouvât le moyen d'appliquer ce caustique sur toute l'étendue de la surface ulcérée, sans endommager les surfaces environnantes (1).

Ce vœu de Bayle, lorsqu'il l'émettait, était déjà accompli par M. Récamier, qui avait porté, après l'invention de son spéculum, diverses substances

______
(1) *Dictionn. des sciences méd.*, art. *Cancer.*

médicamenteuses sur le col utérin, et qui attaqua bientôt, par le caustique, un cancer confirmé de cet organe. L'observation suivante, due à cet habile praticien, fera connaître sa manière d'opérer. Nous la rapportons en extrait.

VINGTIÈME OBSERVATION.

« Madame S., âgée de quarante-trois ans, mère de quatorze enfans, couches heureuses, bonne santé, fut prise, dès l'année 1816, deux ans après son dernier accouchement, d'un écoulement fétide. En cohabitant avec son mari, léger écoulement de sang, qui cessait après l'acte du coït, sans aucun malaise, sans altération dans les jouissances conjugales. On reconnut alors une tumeur, du volume d'un œuf, à surface inégale, mollasse, pédiculée, située sur la lèvre antérieure du col de la matrice. Elle fut jugée cancéreuse, et M. Dupuytren en fit l'extirpation.

Dans le mois d'avril 1817, un tubercule cancéreux, du volume d'une noix, s'était développé sur la lèvre postérieure du col; M. Dupuytren en fit encore l'extirpation ; et, douze jours après, cette femme vaquait à ses occupations.

En mai 1818, on reconnut de nouvelles végétations sur la lèvre postérieure du col, formant un fongus inégal, lobulé, au pédicule duquel la cicatrice demi-circulaire de la base de la lèvre antérieure formait un demi-anneau. M. Récamier conçut l'idée de l'attaquer avec le caustique. Quinze cautérisations avec le nitrate de mercure furent faites, à huit ou dix jours d'intervalle les unes des autres. Elles détruisirent les végétations qui existaient sur la lèvre postérieure du col. Douze autres cautérisations furent nécessaires pour détruire un bourrelet rénitent, saillant de près d'un pouce, lequel occupait la base de la lèvre antérieure, cicatrisée depuis l'excision. Le col, après de nouvelles cautérisations, fut entièrement enlevé, et ces opérations se continuèrent sur la partie antérieure du corps même de l'utérus. On était parvenu, par ce traitement, qui dura plus de quatre mois, à procurer un soulagement marqué et une guérison apparente, lorsque madame S. ressentit vers l'utérus des élancemens qui augmentèrent chaque jour, devinrent intolérables malgré de fortes doses d'opium, et, après des souffrances très-aiguës, elle succomba, dans le mois de janvier 1820. »

Les cautérisations qui sont faites sur les ulcérations simples et superficielles ne vont point si profondément ; elles ne détruisent pas les tissus ; elles changent plutôt leur mode de sensibilité et de vitalité ; et c'est de cette manière qu'elles hâtent leur cicatrisation. Contre les indurations squirrheuses, l'extirpation est le moyen préférable, et les cautérisations doivent être réservées pour hâter, sur la fin, la cicatrisation de la plaie qui en résulte ou pour réprimer les repullulations.

On doit donner en général la préférence au nitrate acide de mercure qui se prépare en faisant dissoudre une partie de nitrate de mercure cristallisé dans huit parties d'acide nitrique. Cet acide pénètre aisément dans toutes les anfractuosités des surfaces ulcérées ; et, sous ce rapport, il convient mieux que des caustiques solides ou en pâte : ses effets sont plus sûrs et plus prompts.

On avait établi comme précepte dans les cautérisations des ulcérations cancéreuses de la peau, les *noli me tangere*, de détruire par une seule application du caustique non seulement la surface ulcérée, mais toute l'épaisseur de la peau dans laquelle la maladie s'étendait. On a voulu étendre ce précepte aux ulcérations de la matrice, en conseillant de n'attaquer par le caustique que celles qui étaient susceptibles d'être détruites en une seule ou en deux applications. L'observation de M. Récamier répond suffisamment à cette assertion erronée, puisqu'il est parvenu à détruire successivement la totalité du col et une partie du corps de la matrice, et à prolonger l'existence de la malade pendant plus de quatre ans. Si le mal eût dû sévir avec plus d'intensité après des cautérisations qui ne le détruisaient pas complétement, la vie de la malade ne se serait certainement pas entretenue si long-temps.

Nous rapporterons bientôt de nouveaux faits puisés dans la pratique de cet habile médecin, qui prouvent qu'on peut revenir sans cesse à la cautérisation sans inconvénient, et qu'on peut la porter hardiment jusqu'à la destruction d'une partie considérable de l'organe, sans occasioner d'accidens.

Notre pratique propre et celle des médecins qui se sont occupés spécialement de ces cautérisations depuis plusieurs années, doivent dissiper toute crainte à cet égard. Nous répéterons, avec M. Mélier, que la cautérisation peut avoir des inconvéniens ; elle peut être insuffisante et ne pas empêcher de recourir à l'instrument tranchant ; mais on peut hardiment la répéter dans les cas où ce moyen est indiqué. M. Mélier n'en a jamais vu résulter d'inconvénient. Nous pouvons faire la même déclaration, en affirmant que depuis plusieurs années nous employons ce mode de traitement, sans avoir une seule fois occasioné des accidens tant soit peu graves et qui méritassent une attention particulière. Aussi nous sommes bien convaincu, lorsque la maladie fait des progrès nonobstant les cautérisations, que le caustique n'en est pas la cause. Nous pensons aussi que des cautérisations successives et convenablement ménagées, jointes aux pansemens immédiats dont nous allons parler, peuvent détruire beaucoup de maladies pour lesquelles on a proposé, trop légèrement peut-être, d'avoir recours à l'instrument tranchant.

Quand on veut porter le caustique sur le col de l'utérus, on introduit le spéculum, après avoir placé la malade dans le meilleur jour possible et dans la position la plus convenable. On embrasse exactement le col avec l'extrémité du spéculum, dans la cavité duquel on l'engage. S'il restait un vide entre la partie postérieure du col et le spéculum, ou quelque moyen de communication entre les parties environnantes, on remplirait cet espace avec de la charpie, afin que le caustique n'étendît pas son action au-delà des parties malades. Puis, avec un pinceau de charpie porté au bout d'une petite baguette ou d'une baleine, ou avec un simple plumasseau tenu par les mors d'une longue pince à anneaux, on essuie, on absterge exactement la plaie et toute la surface du col ; si les matières gluantes qui tapissent ces parties se détachent difficilement, on en provoque la sortie par des injections émollientes, ou d'eau simple, chaudes. Les surfaces mises ainsi parfaitement à découvert, on juge de l'étendue du mal, et on proportionne à son intensité, l'activité, l'étendue et la durée de la cautérisation. Cette connaissance détermine aussi dans le choix du moyen cautérisant. Ainsi, des granulations, des ulcérations aphtheuses superficielles et de peu d'étendue, celles qui ont quelque apparence syphilitique, sont touchées avec le plus grand avantage par la pierre infernale, fixée solidement au bout d'un porte-pierre allongé, comme nous en avons fait faire un, ou d'un porte-crayon ordinaire.

Si l'ulcération, au contraire, est évidemment carcinomateuse, quelque étendue qu'elle soit en superficie, comme elle ne l'est généralement que peu en profondeur, il faut l'attaquer hardiment par le caustique, et donner alors la préférence au nitrate acide de mercure : il est plus actif que la solution de nitrate d'argent, et il agit plus profondément. Toutes les parties environnantes du col étant exactement garanties, on porte sur la surface de la plaie un pinceau de charpie imbibé de cet acide ; on le promène sur toute son étendue ; on l'y tient appliqué pendant quelques minutes ; on le retire et on le remplace par un second pinceau chargé du même acide, avec lequel on prolonge la cautérisation, pour qu'elle soit plus profonde et plus étendue.

Nous avons fait, dans quelques circonstances, ces cautérisations avec de la créosote étendue d'eau, dans la proportion de huit à dix gouttes par cuillerée de véhicule. A cette dose, les douleurs ont été très-vives ; elles ont été atroces, et elles nous ont même donné des inquiétudes dans un cas où nous fîmes un mélange d'une partie de créosote pour deux parties d'eau. Nous ne comprenons pas que quelques praticiens aient pu toucher avec cette substance, sans mélange, des plaies et des ulcères, sans occasioner les douleurs que nous avons toujours vues résulter de son emploi, après l'avoir affaiblie par une forte proportion d'eau. Il fallait nécessairement que le médicament présentât, dans sa composition, quelque différence d'avec la créosote dont nous nous servons. Ce caustique nous a paru avoir, sur le nitrate acide de mercure, l'avantage de déterger mieux les surfaces ulcérées, et d'en hâter davantage la cicatrisation. Sa supériorité serait surtout marquée dans les ulcères fongueux, dans ceux qui sont tapissés par une matière ichoreuse, gluante, tenace, adhérant fortement à la surface de l'ulcère, comme celle de la pourriture d'hôpital, avec laquelle elle a d'ailleurs d'autres points d'analogie.

La potasse caustique et la pâte arsénicale dont se servait M. Récamier, dans les commencemens de cette pratique, peuvent encore être employées avec un égal avantage. Cependant les caustiques liquides agissant plus promptement et pouvant pénétrer plus profondément dans les interstices des anfractuosités de l'ulcère, ils méritent la préférence. Le morceau de potasse caustique ou la pâte arsénicale ne peuvent pas d'ailleurs être tenus appliqués bien exactement sur la plaie pendant le temps nécessaire à leur action, comme cela a lieu sur la peau. Nous nous proposons néanmoins de faire usage d'un mélange, à parties égales, de chaux vive et de potasse caustique, pulvérisée, délayée avec une petite quantité d'alcool pour en former une pâte, et dont un de nos confrères, M. Gendrin, nous a dit avoir obtenu de bons résultats. Il est une autre considération pour la pâte arsénicale, qui est de quelque valeur, et qui suffit pour la faire exclure, c'est l'action toxique qu'elle exerce quelquefois sur l'organisme par la voie de l'absorption, et dont on ne peut prévoir ni calculer la puissance. Pour ces motifs, il convient de se servir préférablement du nitrate d'argent, du nitrate acide de mercure ou de la créosote.

Ces cautérisations, qui sont en général peu douloureuses, si j'en excepte la douleur vive, instantanée et de peu de durée, que détermine la créosote, étant achevées, l'ulcère paraît recouvert d'une escharre d'un blanc grisâtre, plus ou moins dense et épaisse après l'application des cautiques, et d'une simple pellicule du même aspect, après l'emploi de la créosote. On pratique immédiatement une injection froide, avec une décoction émolliente et narcotique ou avec de l'eau simple, qu'on a le soin de retenir pendant quelques instans dans le fond du spéculum, afin de faire baigner le col. Ce bain froid, qu'on peut renouveler plusieurs fois de suite, a l'avantage de modérer la chaleur de la partie, qui, en s'étendant au corps de la matrice, pourrait le disposer à l'inflammation, de même que les annexes péritonéales.

Quelques praticiens, après avoir fait ces cautérisations, retirent le spéculum, et se contentent de faire pratiquer chaque jour plusieurs injections vaginales, jusqu'à ce qu'ils recommencent les applications du caustique, qui, pour eux comme pour nous, sont renouvelées généralement tous les huit jours; ce terme variant seulement en raison de quelques circonstances particulières, inhérentes à la santé des individus, au degré de sensibilité de l'organe utérin, et à l'étendue comme à la gravité de la maladie.

Nous avons pensé, et M. Mélier a eu la même idée que nous, que, dès qu'avec le spéculum on mettait l'ulcération du col de la matrice dans les mêmes conditions, relativement à la facilité de voir et de toucher, que celles où sont naturellement placées les plaies extérieures, on devait profiter de cette heureuse. facilité pour faire sur ces ulcérations, comme on le pratique sur les plaies extérieures, des pansemens fixes et réguliers. Nous avions d'abord imaginé de porter la charpie et les médicamens sur le col, et de les y maintenir au moyen d'un pessaire, dans la cuvette duquel nous les déposions ; mais ce pessaire était gênant et quelquefois douloureux : nous dûmes y renoncer. Nous nous convainquîmes, d'ailleurs, que la charpie était très-bien retenue appliquée sur le col, par les simples contractions du vagin, qui en se resserrant au dessous, comme il fait au dessous de la cuvette du pessaire, l'emprisonnait en quelque sorte, et l'empêchait de se déplacer et de tomber. D'après ces considérations, après avoir cautérisé, nous portons avec la longue pince à anneaux un plumasseau de charpie imbibé tantôt de décoction émolliente et narcotique, tantôt d'eau de créosote affaiblie ou d'eau de suie, ou bien enduit d'une pommade, dans laquelle on incorpore l'extrait d'opium, de belladone ou de ciguë, l'acétate ou l'hydrochlorate de morphine, tous les médicamens, en un mot, dont on fait journellement usage dans le pansement des plaies cancéreuses du sein ou de la peau, ou de toutes autres parties qui sont à la portée des sens de la vue et du toucher. Dès que la charpie touche le col, on retire un peu le spéculum avant d'ouvrir la pince, pour que le vagin puisse revenir sur la charpie ; on ouvre alors la pince, et la charpie reste déposée sur la plaie. Ces pansemens sont également renouvelés chaque jour, et variés selon l'état de l'ulcère et les sympathies morbides qu'il fait naître.

Il est rare qu'une seule cautérisation suffise à la cicatrisation d'une ulcération simple et peu étendue. A plus forte raison serait-elle insuffisante, quand il s'agit d'un cancer carcinomateux. Dans ce cas, on doit la répéter plusieurs fois, sans cesse, jusqu'à ce que la surface de la plaie soit entièrement dénaturée, et jusqu'à ce que le tissu sous-jacent, dont l'altération s'étend à quelques lignes, soit lui-même complétement détruit. C'est à cette condition seulement qu'on peut avoir quelque chance de guérison ; car la cautérisation superficielle, qui amenerait la cicatrisation de l'ulcère sans avoir atteint le fond induré et squirrheux sur lequel il repose, serait bientôt suivie d'une récidive.

L'escharre grisâtre ou jaunâtre, selon le caustique employé, se détache au bout de cinq ou six jours. C'est après sa chute qu'on renouvelle l'opération, jusqu'à ce qu'on la juge suffisante ou que l'on ait acquis au contraire la certitude de son impuissance.

On reconnaît que la cautérisation est suffisante, lorsque la surface de la plaie se couvre de bourgeons cellulo-vasculaires, analogues à ceux qui se développent sur une plaie simple, et que la cicatrice marche régulièrement et s'opère rapidement.

Si, au contraire, après avoir fait des progrès, la cicatrice s'arrête ou rétrograde ; s'il se dessine à sa surface quelques points d'un blanc grisâtre ; si par le toucher on constate l'existence de quelques duretés isolées au milieu de la souplesse des parties environnantes, la cautérisation est à recommencer, et doit se faire sur tous les points suspects. Enfin on doit y renoncer pour en venir à d'autres moyens ou pour s'en tenir aux simples palliatifs, si, malgré leur emploi méthodique et régulier, la maladie suit sa marche avec la même opiniâtreté, et si elle s'étend à des points désormais inaccessibles aux mêmes moyens thérapeutiques.

L'observation suivante démontre néanmoins jusqu'où l'on peut aller, et quels succès il est permis d'espérer avec de la hardiesse et de la persévérance. Nous l'empruntons à M. Récamier (1).

VINGT-UNIÈME OBSERVATION.

« Madame L. H***, blanchisseuse, âgée de cinquante-quatre ans, a eu une sœur qui est morte, à soixante, d'un cancer au sein. Réglée à treize ans, et devenue mère à vingt-sept, elle commença à trente-neuf ans à ressentir des douleurs dans les lombes, les aines et la région hypogastrique, sans que le toucher me fît rien connaître de particulier dans l'utérus et ses dépendances; des bains, un régime adoucissant, et parfois des sangsues aux lombes et à l'hypogastre, furent les seuls moyens employés jusque vers quarante-trois ans, en y joignant des précautions relatives à l'exercice de la profes-

____

(1) *Recherches sur le traitement du cancer*, t. 1er, p. 332.

sion de la malade, comme de ne pas plonger les mains dans l'eau froide pendant la durée des règles, etc. A quarante-deux ans, aux souffrances ordinaires, se joignit un flux leucorrhéique habituel et assez abondant, toujours sans lésion organique sensible au col de l'utérus. Jusqu'à l'âge de quarante-six ans, je mis en usage, à l'intérieur et à diverses reprises, de la ciguë, d'abord en substance, et ensuite en extrait, en y joignant parfois l'emploi de bains rendus sulfureux et des cataplasmes sur le ventre.

» En 1819, la malade étant âgée de quarante-six ans, et le flux leuchorrhéique fort augmenté, je reconnus, avec le spéculum, que l'extrémité des lèvres du museau de tanche était excoriée et portait des fongosités de huit à dix lignes de long; que la base du col utérin était saine, mais que sa partie inférieure, quoique sans tuméfaction, était plus dense que dans l'état naturel. Après avoir fait comprendre à cette dame que l'ablation de sa maladie me paraissait le seul moyen de guérison, j'obtins son consentement pour l'examiner avec M. le professeur Dupuytren, qui, s'étant trouvé du même avis que moi, fit l'opération le 13 novembre 1819. La malade étant placée comme pour l'opération de la taille, le col de l'utérus fut saisi par le museau de tanche, avec les pinces de Muzeux, abaissé jusqu'à la vulve, et réséqué avec des ciseaux courbes sur le plat, au dessus de tout ce qui parut malade.

» Cette opération fut suivie de la plus forte hémorrhagie que j'aie observée en pareille circonstance ; des bourdonnets ne suffisant pas pour l'arrêter, j'eus recours à un petit verre à pate qui me servit de pessaire en bilboquet. Après l'avoir rempli de charpie, je l'introduisis dans le vagin, où il me servit à rendre efficace le tamponnement, resté jusque-là sans succès ; j'appliquai ensuite, d'arrière en avant, sur le pied du verre qui dépassait les grandes lèvres, le chef descendant d'un bandage en T, et l'hémorrhagie fut arrêtée.

» Des douleurs et des symptômes inflammatoires s'étant manifestés dans la nuit suivante, je supprimai le bandage en T, et fis faire une saignée du bras et deux applications de sangsues sur l'hypogastre. Les avantages obtenus par ces moyens furent soutenus par des boissons émollientes, des cataplasmes sur le ventre et des bains tièdes. Le troisième jour après l'opération, j'enlevai les pièces les plus extérieures du tamponnement, et le quatrième, à cause de leur mauvaise odeur, je retirai les plus profondes, sans que l'hémorrhagie reparût.

» Le 30 novembre, je fis, de concert avec M. Dupuytren, une cautérisation avec un morceau de potasse caustique, porté avec une tige sur la plaie mise à découvert par le spéculum. Cette cautérisation fut suivie, le lendemain, d'une hémorrhagie assez considérable.

» Le 4 décembre suivant, je fis une seconde cautérisation ; mais je me servis, cette fois, de nitrate acide de mercure, porté dans l'intérieur du col utérin avec de petits pinceaux de charpie, et sur la plaie avec des bourdonnets tenus au moyen d'une pince longue et recourbée. Cette cautérisation fut plus profonde que la première; car je pénétrai très-avant dans le col, sans autre accident que d'assez vives douleurs locales et sympathiques, qui furent dissipées en quelques jours par des bains, des cataplasmes, des injections et des boissons émollientes, qui cependant furent continuées jusqu'à la fin du mois. Madame L*** étant guérie à la fin de janvier 1820, je lui fis établir un cautère au bras. J'ai souvent examiné cette personne dans les années suivantes, et je n'ai rien trouvé qui pût faire craindre une récidive. Depuis l'opération, les règles n'ont reparu que deux fois, à trois mois d'intervalle. J'ignorais sa situation depuis trois ou quatre ans, parce qu'elle habite la campagne; mais étant venue à Paris, j'ai constaté la permanence de sa guérison.

» Le 6 octobre 1827, huit ans après la résection et la cautérisation du col utérin, la matrice a son poids et sa mobilité ordinaires; le fond du vagin est parfaitement souple; il n'y a point de flux leucorrhéique, et l'état général est aussi bon qu'on peut le désirer chez une personne de cinquante-quatre ans, rhumatique, et en proie à des chagrins violens. »

Cette cure est des plus remarquables, si, comme il n'est pas permis d'en douter, après le témoignage de praticiens tels que MM. Récamier et Dupuytren ; la maladie était réellement un cancer de l'utérus ; mais il faut ajouter encore, si la malade est à l'abri de toute récidive, ce qui ne nous paraît pas aussi certain qu'il l'est que la guérison ait été obtenue par l'excision et les cautérisations.

On a vu la première malade traitée à peu près de même par les deux illustres praticiens qui ont opéré cette dernière cure, périr de récidives après plusieurs années. Le même sort n'attendrait-il pas la seconde malade, et ne l'atteindrait-il pas plus tard, quoiqu'il se soit écoulé depuis sa guérison un temps beaucoup plus long ?

Les exemples de récidives que Bayle et M. Cayol ont observés, après vingt ans de guérison parfaite, permettent de rester dans le doute.

Quoi qu'il arrive de cette malade, il reste pour l'art un beau succès, obtenu dans un de ces cas où les malades sont abandonnées à leur malheureux sort, et où quelques simples palliatifs leur sont ordonnés pour modérer leurs souffrances et leur procurer l'avantage d'arriver plus doucement à leur terme fatal. Le cancer térébrant est celui qui réclame ce mode de traitement. Des bourdonnets de charpie, imbibés de nitrate acide de mercure, et portés dans la cavité du col dont le cancer ronge les parois de dedans en dehors, pourraient modérer son activité destructive, suspendre sa marche et prolonger les jours des malades. On doit d'autant mieux y avoir recours que ce cancer est tout-à-fait inattaquable par l'instrument tranchant, à moins qu'on ne fasse l'extirpation de la matrice entière.

Mais, hâtons-nous de le dire, quelles que soient l'habileté, la hardiesse, la persévérance avec lesquelles ces cautérisations sont pratiquées; quelque exactitude que l'on apporte à faire journellement les pansemens indiqués, pendant des mois et des années, la maladie se joue le plus souvent de tous les efforts; elle marche, elle atteint l'organe entier, les organes qui l'avoisinent; elle ronge, détruit, perfore les parois vaginales, vésicales et rectales, elle saisit l'organisme entier, et conduit à une mort déplorable et inévitable, lorsque son extension aux viscères du bas-ventre rend toute tentative opératoire impraticable.

Dans son zèle infatigable pour la science et pour l'humanité, M. Récamier a fait, dans le courant de l'année 1835, de nouvelles tentatives pour arriver à un traitement efficace du cancer de la matrice. Les résultats qu'il a obtenus sont déjà assez remarquables pour que nous croyions devoir les faire connaître aux médecins qui s'occupent essentiellement de la pratique de leur art. Ils leur serviront d'encouragement, et ils les engageront à faire tous leurs efforts, à l'exemple de leur savant confrère de l'Hôtel-Dieu, pour obtenir la guérison d'une maladie, rebelle jusqu'ici aux divers agens thérapeutiques qu'on lui a opposés.

L'eau régale, tenant en dissolution une certaine quantité de chlorure d'or pur, est le nouveau caustique que M. Récamier a mis en usage. Le fait suivant l'a conduit à lui donner la préférence sur les autres caustiques.

Un orfévre portait un bouton cancéreux à la joue. Ce bouton, de nature non équivoque, excitait des sensations incommodes qui obligeaient le malade à y porter souvent la main.

Après plusieurs attouchemens de cette espèce, pendant que cet artiste poursuivait une dissolution d'or dans l'eau régale, l'aspect du bouton changea à vue d'œil, et, au bout de quelque temps, il finit par s'effacer.

M. Récamier, attentif à ce phénomène, soupçonnant aussitôt la cause de cette amélioration, entreprit de vérifier si, comme il l'avait présumé, ce n'était pas à l'impression de l'eau régale chargée d'or, sur le bouton suspect, à l'aide d'un doigt mouillé par le liquide, qu'il devait attribuer la guérison du bouton cancéreux. Il ne tarda pas à faire l'essai de ce caustique chez une femme qui portait au col de l'utérus une ulcération à bords frangés, durs et douloureux. Les symptômes généraux ne laissaient aucun doute sur la nature carcinomateuse de cet ulcère, qui avait détruit une grande partie du col utérin. Sept à huit applications du caustique indiqué triomphèrent de cette affection. Les symptômes généraux se dissipèrent, et on constata, soit par le toucher, soit par l'examen à l'aide du spéculum, la cicatrisation de l'ulcère et la disparition de l'engorgement du corps de la matrice qui existait au moment où l'on avait commencé à faire usage du caustique.

Ayant foi, dès-lors, en l'efficacité de ce caustique, M. Récamier en généralisa l'emploi au traitement des affections cancéreuses de la matrice qui se présentèrent dans son service. Nous devons à son obligeance d'avoir pu suivre quelques unes des malades soumises à ce nouveau genre de traitement; nous en rapporterons brièvement l'histoire.

Mais auparavant nous devons indiquer les diverses préparations dont M. Récanier fait usage. Le caustique dont il se sert contient, tantôt six grains, tantôt huit ou seize, ou même vingt-quatre grains de chlorure d'or dissous dans une once d'acide nitro-hydrochlorique. Il a substitué plus tard le chlorure de platine au chlorure d'or, et il a cru remarquer qu'avec le chlorure de platine, l'action du caustique était plus énergique, plus pénétrante, et qu'il occasionait moins de douleur. Dans l'intervalle des cautérisations, des pansemens journaliers sont faits avec de la charpie imbibée d'un mélange à parties égales de teintures de mirrhe, d'aloès, de quinquina et de chlorure d'or ou de platine; cette dernière contient huit grains de sel chloruré en dissolution par once d'alcool. Les chlorures sont quelquefois incorporés dans de l'onguent populéum, dans la proportion de seize à vingt grains par once, et de la charpie recouverte de cette pommade est portée et laissée à demeure sur l'ulcération du col. Ces diverses combinaisons varient suivant les indications qu'on se propose de remplir. Souvent elles sont remplacées par d'autres médicamens à propriétés différentes, tels que les émolliens, les narcotiques, lorsque l'inflammation ou l'irritation vive des parties les réclament.

Les cautérisations sont faites avec de forts tampons de charpie imbibés du caustique et portés avec une longue pince recourbée, au moyen du spéculum, sur la surface ulcérée ou sur les indurations que l'on veut détruire. La plaie a dû être préalablement abstergée du sang, du pus ou des glaires qui la recouvraient. Ce tampon est maintenu en contact avec la plaie pendant une minute; puis on le retire et on en porte successivement plusieurs, suivant le degré de profondeur où l'on veut que la cautérisation pénètre. On finit par des injections à l'eau froide et on laisse sur la plaie de la charpie imbibée du mélange des teintures. Toutes les précautions doivent être prises pour garantir les parties saines du contact des caustiques.

Si, ce qui arrive rarement, les cautérisations déterminent des accidens consécutifs, tels que l'inflammation de la matrice ou de ses ligamens, celle de la vessie ou du péritoine, ces inflammations sont combattues par des saignées générales ou locales, des bains, et par tous les moyens qui leur sont applicables dans toute autre circonstance.

VINGT-DEUXIÈME OBSERVATION.

Une femme, âgée de trente-sept ans, d'une forte constitution, portait à la place du col de la matrice

17

un champignon énorme, au centre duquel était une large ouverture, parsemée de végétations qui pénétraient dans la cavité utérine. Le corps de la matrice avait le volume d'un petit melon; on pouvait le saisir facilement avec la main dans l'hypogastre; ses ligamens étaient considérablement engorgés. L'état fébrile habituel de la malade, la couleur jaune paille de son teint, le dérangement de ses digestions prouvaient l'altération générale de sa constitution.

Cette malade était à l'Hôtel-Dieu depuis plusieurs mois, lorsque je l'examinai le 27 juin. M. Récamier, en me donnant les détails que je viens de rapporter, m'apprit qu'il avait pratiqué sur elle onze cautérisations dans l'espace de six semaines. Aussi, non seulement cet énorme champignon avait disparu, mais le col lui-même avait été complétement détruit, et à sa place il existait un simple bourrelet lisse, mou, sans douleur et sans ulcération. Au centre de ce bourrelet, se trouvait l'orifice interne de l'utérus, dilaté de manière à permettre l'introduction du doigt. Sur la circonférence de cet orifice, s'observaient quelques ulcérations superficielles, et derrière, on voyait la face postérieure de la cavité utérine qui paraissait être dans l'état sain.

De nouvelles cautérisations furent faites et les pansemens avec les teintures furent continués pendant les mois de juillet et août, pour obtenir la cautérisation complète des ulcérations qui apparaissaient de temps en temps. A la fin d'août, la malade ne présentant plus de symptômes d'affection cancéreuse et de maladie de matrice, sa constitution ayant repris tous les caractères de l'état normal, elle quitta l'hôpital avec tous les signes d'une guérison parfaite.

Le volume énorme du corps de la matrice et l'engorgement des ligamens, si remarquables chez cette malade, diminuèrent au fur et à mesure que les cautérisations se multiplièrent. A la fin du traitement, toutes ces parties étaient revenues à leurs dimensions naturelles. Cette résolution rapide et régulière de l'énorme engorgement de l'utérus, opérée sous l'influence des cautérisations, est un des premiers bienfaits de ce mode de traitement. La résolution des engorgemens consécutifs aux maladies de la matrice, au fur et à mesure que ces maladies disparaissent, est un phénomène à peu près constant, qui a été observé par les bons praticiens, et signalé particulièrement par M. Lisfranc, comme devant enhardir dans les opérations qu'on est dans le cas de tenter sur cet organe. Ces engorgemens ne doivent pas arrêter l'opérateur, lorsqu'il a la conviction qu'ils n'ont point eux-mêmes le caractère cancéreux; leur résolution, après la guérison de la maladie principale, ne tardant pas à se faire, le traitement de celle-ci est le plus convenable qu'on puisse leur opposer.

VINGT-TROISIÈME OBSERVATION.

Une marchande de vin, âgée de cinquante ans, fut adressée de la campagne à M. Récamier, qui la reçut dans son service. Elle faisait remonter à quinze mois les premiers symptômes de sa maladie, qui s'était manifestée après la cessation de ses règles. Des écoulemens séreux-sanguinolens, abondans et continuels, par la vulve, des douleurs atroces dans le bas-ventre, qui depuis six mois la privaient de repos nuit et jour, des pertes de sang considérables qui avaient eu lieu fréquemment, avaient porté une atteinte profonde à la constitution de cette malheureuse, qui touchait à la cachexie cancéreuse.

Le corps de la matrice, exploré par le rectum, était lourd et volumineux ; le col présentait une large surface ulcérée, circonscrite par un bourrelet dur, bosselé, carcinomateux. Du centre de cette surface s'élevait un mamelon volumineux ; plusieurs autres mamelons plus petits se remarquaient sur divers points ; ils étaient séparés les uns des autres par de profondes fissures. Un écoulement ichoreux à odeur cancéreuse inondait le vagin. La désorganisation avait envahi la totalité du col de manière à rendre sa résection impossible. La maladie fut attaquée par le caustique.

Les deux premières cautérisations, faites comme dans l'observation précédente, eurent peu d'effet et produisirent peu de douleurs. Après l'introduction du spéculum, qui fut très-douloureuse à cause de l'extrême sensibilité des parties, le sang et l'ichor coulèrent abondamment, se mêlèrent au caustique, l'affaiblirent et l'empêchèrent de pénétrer dans les tissus. Mais la surface de l'ulcère ayant été desséchée

par ces deux cautérisations, celles qui suivirent
agirent avec la plus grande énergie. Elles furent
extrêmement douloureuses et déterminèrent quelques symptômes d'inflammation du péritoine, qui
furent promptement apaisés par des sangsues ; des
bains et le régime antiphlogistique.

Nous remarquâmes que, quelque violentes que
fussent les douleurs occasionées par le caustique,
elles ne se prolongeaient pas au-delà de quelques
heures. Elles étaient alors suivies d'un temps de
calme, qui permettait à la malade de prendre du
repos pendant la nuit, ce que les douleurs cancéreuses l'avaient empêchée de faire depuis plus de
six mois. Ces douleurs avaient également éteint
celles très-vives qui existaient dans le ligament rond
du côté gauche. Aussi la malade les préférait-elle
aux douleurs cancéreuses, qui étaient sans intervalle
et tout aussi insupportables.

Les cautérisations, continuées pendant deux mois,
avaient détruit une grande partie du carcinome, et
elles avaient produit quelque amélioration dans
l'état général de la malade. Quoique sa constitution
fût déjà profondément altérée au moment de son
entrée à l'hôpital, on pouvait espérer de rendre son
existence plus supportable, lorsque, ennuyée de
la longueur du traitement, elle demanda sa sortie
pour revenir chez elle, où elle ne tardera pas probablement à succomber.

VINGT-QUATRIÈME OBSERVATION.

Induration squirrheuse du col de l'utérus ; tubercule à l'o-
rifice, masquant une altération plus avancée de l'intérieur
du col ; résection de l'une et l'autre lèvre ; cautérisations
successives.

Le 2 juillet, une femme âgée de quarante ans,
nerveuse et irritable, entra à l'Hôtel-Dieu pour s'y
faire traiter d'une maladie de matrice. Après l'avoir
touchée, le col utérin nous parut être dans un état
de squirrhosité avancée ; sa lèvre postérieure, volumineuse, dure, bosselée, était séparée de la lèvre
antérieure par un tubercule, qui se trouvait dans les
mêmes conditions organiques : il était placé sur l'o-
rifice utérin et il l'oblitérait. La lèvre antérieure,
beaucoup moins saillante, présentait aussi, au toucher, les caractères du squirrhe parvenu à un état
voisin du ramollissement. Depuis plusieurs mois, la
malade éprouvait toutes les anomalies des fonctions
utérines qui précèdent ou accompagnent le développement du cancer utérin. La maladie nous parut
être parvenue au point où l'ulcération ne pouvait
tarder à avoir lieu. Du reste, la malade ne souffrait
pas, même au toucher pratiqué avec quelque rudesse;
sa constitution n'avait point fléchi ; ses dispositions
morales étaient bonnes ; elle était résignée.

M. Récamier décida d'enlever, avec l'instrument
tranchant, tout ou partie des surfaces indurées et de
poursuivre avec le caustique la destruction des parties malades qui auraient échappé à la résection. Il

procéda à cette excision le 4 juillet, au moyen de longs ciseaux courbés sur leur plat, après avoir saisi le col avec une érigne double de Museux portée sur le col entre trois doigts de la main gauche, introduits profondément dans le vagin et servant à en écarter les parois et à diriger les instrumens. Le col saisi convenablement, un aide, M. Sanson, tenant l'érigne et la dirigeant tantôt dans un sens, tantôt dans un autre, M. Récamier put, en peu de temps, exciser avec ses ciseaux les lèvres antérieure et postérieure de cet organe. Le mamelon central échappa à l'instrument; il dut être attaqué peu de jours après avec le caustique. Par cette opération, M. Récamier se proposait d'enlever en quelques secondes des parties considérables, dont la destruction par le caustique aurait exigé de nombreuses applications. Il abrégeait ainsi considérablement la durée du traitement, dont les cautérisations devaient ensuite faire la base.

La malade ne manifesta aucune douleur; bien que sa résignation fût grande, il faut croire que ses souffrances n'étaient pas excessives. Cette modération des douleurs est un des phénomènes qui distinguent les opérations pratiquées sur l'utérus. Soit que l'on porte le fer ou le caustique sur son tissu, on réveille rarement des douleurs proportionnées à l'étendue et à la gravité des opérations. On ne doit pas non plus s'effrayer beaucoup des réactions sympathiques qu'elles excitent; ces réactions sont généralement peu étendues et peu profondes; elles cèdent avec une grande facilité et permettent de continuer l'usage des moyens énergiques dirigés contre l'affection cancéreuse.

Une forte cautérisation fut faite trois jours après l'excision. Elle fut plus douloureuse , au dire de la malade, que l'opération ne l'avait été. Des douleurs assez vives se réveillèrent dans le ventre et firent craindre pendant quelques jours une inflammation péritonéale, mais elles cédèrent assez promptement, et l'on put reprendre les cautérisations, qui ont été continuées jusqu'à ce jour avec persévérance (1).

Lorsque le cancer débutant par l'ulcération a résisté au traitement indiqué, ou lorsque, commençant par le squirrhe, et s'abcédant secondairement, il offre dès le principe une ulcération profonde, anfractueuse et incurable, lorsque son extension aux parois du vagin, aux viscères du bas-ventre, rend toute tentative opératoire impraticable, quels services l'art peut-il encore rendre à l'humanité ?

Si la médecine devait se renfermer dans les bornes tracées par sa définition pompeuse , *l'art de guérir*, elle s'arrêterait devant la troisième période du cancer, qui met constamment *l'art de guérir* en défaut. Mais une autre mission lui est confiée , qui s'intitule , *l'art de soulager les souffrances et de prolonger la vie*, et cette mission a bien aussi son importance. Pour la remplir dignement, le praticien doit mettre en œuvre tout ce que son zèle philanthropique peut lui inspirer de consolations et

____

(1) La malade , découragée par la longueur du traitement, sortit de l'hôpital ; et nous avons appris qu'elle n'avait pas tardé à succomber.

d'encouragemens à donner, et tous les moyens que la thérapeutique laisse encore à sa disposition pour calmer les douleurs, retarder les résorptions ichoreuses et l'infection générale. Ces moyens sont nombreux, et leur nombre dépose déjà de leur impuissance. Nous nous bornerons à indiquer quelques uns de ceux qui agissent localement contre les produits infects du cancer, en les neutralisant ou en masquant leur mauvaise odeur, et nous mentionnerons quelques unes des substances pharmaceutiques qui ont joui d'une réputation que le temps et l'expérience ont rarement légitimée, et qui néanmoins ne doivent pas être encore proscrites à une époque où l'on s'occupe beaucoup de thérapeutique.

L'eau de suie, la solution de créosote, injectées dans le vagin ou laissées à demeure sur la surface de l'ulcère, au moyen de charpie imbibée de ces médicamens, neutralisent les mauvaises odeurs, diminuent l'abondance des sécrétions et calment, la créosote surtout, les douleurs atroces qui tourmentent les malades. C'est avec ce médicament que nous sommes parvenu à suspendre pendant plusieurs mois les horribles souffrances d'un cancer au sein, chez une de nos malades. Le premier contact déterminait une vive douleur, mais bientôt après cette douleur s'apaisait, et celle de la maladie restait engourdie.

Les injections avec les chlorures de chaux ou de soude ont l'avantage de détruire instantanément l'odeur, de calmer les douleurs, et d'arrêter ou de ralentir la marche de la maladie. On retarde bien certainement dans tous les cas la cachexie cancéreuse, en enlevant de la surface de l'ulcère ou en neutralisant les produits infects qui la tapissent, et dont la résorption hâte les progrès de l'infection générale. Ces moyens doivent donc être administrés avec patience et persévérance.

Lorsque l'ulcère est ainsi détergé, on peut porter à sa surface des substances narcotiques incorporées dans une pommade ou étendues dans la matière des injections épaissies avec de la gomme, de la fécule de pomme de terre, de la farine de riz, que l'on emprisonne dans le vagin au moyen du tamponnement.

C'est encore dans cette période désespérée et désespérante de la maladie, que les bains locaux émolliens, narcotiques, détersifs, produisent de bons effets et disposent les surfaces ulcérées à ressentir les bienfaits des médicamens avec lesquels on fait des pansemens journaliers. Aucun de ces moyens ne doit être négligé, tous sont utiles pour diminuer l'amertume des douleurs et pour prolonger l'existence.

On ne doit pas oublier que les hémorrhagies spontanées par exhalation ou par érosion des vaisseaux, si elles ont l'inconvénient d'affaiblir les malades, présentent d'un autre côté l'avantage de diminuer et quelquefois de faire cesser momentanément les douleurs. L'art doit donc en cela imiter quelquefois la nature, en provoquant des émissions

sanguines qui ne se produisent pas spontanément.
Ainsi, dans une période avancée de la maladie, des
sangsues posées sur quelque tubercule volumineux
du col, siége d'élancemens douloureux, sur le trajet
des ligamens ronds, à l'hypogastre, aux lombes, où
des retentissemens sympathiques ou bien l'extension
de l'inflammation utérine déterminent des souffrances parfois insupportables, produisent un grand
soulagement. Mais il convient néanmoins d'être ré-
servé sur les évacuations sanguines, qui, à cette époque, si elles étaient copieuses, auraient le grave inconvénient de favoriser l'absorption de l'ichor putride de l'ulcère, et de hâter la fin de la malade.
C'est pour cette raison que les petites saignées locales nous paraissent, dans ce cas, préférables aux
saignées générales. Si, au contraire, des hémorrhagies abondantes et multipliées menacent de jeter
promptement la malade dans la prostration, bien
qu'elles atténuent les douleurs, il faut les modérer
par le repos et la position élevée du bassin, par
des applications d'eau froide pure ou vinaigrée,
de glace, sur la vulve, aux aines, sur le bas-ventre, et enfin par le tamponnement, si elles mena-
çaient immédiatement les jours de la malade. On
peut seconder leur effet par l'ingestion de boissons à la glace, de simple limonade, de décoction
du ratanhia, de racine de grande consoude, édul-
corées avec les sirops de coing ou de grenade. Une
forte cautérisation, pratiquée avec la solution caustique employée par M. Récamier, deviendrait une

puissante ressource contre certaines hémorrhagies qui résistent à tous les moyens ordinaires, et menacent les jours des malades. On devrait dans ce cas y avoir recours.

Les douleurs ne sont pas constantes dans le cancer même avancé de l'utérus; quelquefois elles manquent totalement au milieu des désorganisations les plus complètes. Dans d'autres cas, au contraire, sans qu'on puisse se rendre compte de cette différence, les douleurs débutent avec la maladie, marchent avec elle, et s'accroissent en proportion de ses progrès. Il importe de combattre un symptôme déprimant, qui prive du repos, et qui, plus que tous les autres symptômes, fait sentir la misère de la condition humaine. Dans les médicamens que la pharmacie met à notre disposition, l'opium et ses principes immédiats, la morphine et la codéine, les sels qui résultent de ces mêmes principes unis à des acides, tels que l'acétate et l'hydro-chlorate de morphine, occupent la première place pour parvenir à ce but.

L'opium s'administre en pilules, en potions ingérées dans l'estomac; mais, de cette manière, il ne tarde pas à fatiguer les organes digestifs, qui jouissent eux-mêmes si rarement de leur état normal dans cette épouvantable maladie, et dont il faut ménager avec le plus grand soin toutes les ressources fonctionnelles. La méthode endermique a eu quelques avantages entre les mains de médecins habiles. De petits vésicatoires, posés à la partie interne des cuisses , ayant soulevé l'épiderme , on le détache, et on panse la plaie récente avec une pommade , dans laquelle l'acétate ou l'hydro-chlorate de morphine entre dans des proportions données. Un demi-grain, un grain , un grain et demi de ces sels doit être mêlé à la quantité d'axonge ou de cérat nécessaire à cha-que pansement. Pour notre compte, nous n'avons pas retiré de ce mode d'ingestion des médicamens calmans, les bienfaits signalés dans ces derniers temps par quelques praticiens, dans des cas de né-vralgie ou de névrose de la digestion, ou de dou-leurs utérines. Nous avons vu, au contraire, les mêmes médicamens, administrés en lavement, pro-duire les effets les plus prompts et les plus salutaires. Un grain d'extrait gommeux d'opium, dissous dans six onces d'eau ou de lait; comme le conseille Mor-gagni (1), et dont on augmente progressivement la dose, injecté et retenu dans le rectum, calme mer-veilleusement bien les douleurs. La dose doit être proportionnée à leur intensité; car on ne doit pas oublier que, plus les douleurs sont vives, plus aussi doivent être fortes les doses du médicament qu'on leur oppose. Il y a, de la part du remède, une diffé-rence totale dans sa manière d'agir sur l'homme sain et sur l'homme souffrant. Il semble que chez ce dernier une partie de la puissance narcotique s'é-puise à calmer la douleur, et qu'une faible portion du remède reste libre pour agir sur l'organisme.

(1) *De sedib. et causis morborum*, épist. 47, art. 25.

Des injections dans le vagin, soit avec la solution opiacée, soit avec la décoction de têtes de pavot, sont encore journellement prescrites. Nous n'avons pas remarqué que ces injections, qui peuvent être considérées plutôt comme de simples lotions, aient un bien grand effet sur la douleur. L'opium agit par absorption, et cette absorption se fait difficilement par la surface ulcérée du col, et dans le peu de temps où l'injection séjourne dans le vagin. Nous préférons donc les lavemens opiacés indiqués, avec la précaution de les faire séjourner dans l'intestin pendant le plus long temps possible.

Les bains de siége, que nous avons généralement rejetés du traitement des maladies de l'utérus, procurent dans cette dernière période quelque soulagement; ce qui doit les faire employer, surtout lorsque les malades les demandent, ce qui arrive souvent, et lorsqu'il n'y a rien qui s'y oppose. On a soin de faire bouillir dans l'eau du bain une forte poignée de morelle, de jusquiame et de belladone, et la malade peut pendant son immersion dans l'eau faire des injections, au moyen d'une seringue à canule courbée et en gomme élastique.

Parmi les narcotiques, il en est un qui a joui d'une faveur spéciale, sans que nous puissions dire au juste si elle était ou non méritée : nous voulons parler de la ciguë. On sait les vertus merveilleuses que Storck a attribuées à ce médicament, qui n'a pas cessé depuis lui d'être employé dans la plupart des affections cancéreuses.

Par une heureuse alliance d'un régime alimentaire sévère, qui à lui seul constitue une méthode de traitement, le *cura famis*, avec l'usage de la ciguë, M. Récamier prétend avoir obtenu un assez grand nombre de *résolutions* d'engorgement de l'utérus. Ce traitement serait applicable, bien entendu, aux indurations squirrheuses, ou à une période de la maladie éloignée de celle qui constitue la cachexie cancéreuse. L'autorité du praticien que nous venons de citer a trop de poids, pour que nous ne rapportions pas ce qu'il avance sur ce mode de traitement.

M. Récamier a commencé par faire modifier le procédé de préparation de l'extrait de ciguë ; cette modification consiste à soumettre la plante à la coction par la vapeur acétique ou alcoolique, avant d'en exprimer le suc ; le suc qu'on obtient après cette coction est ensuite soumis à l'évaporation au bain-marie jusqu'à consistance d'extrait.

Voici comment il procède :

1° La malade prend une dose d'extrait de ciguë, matin et soir, deux heures avant le premier repas, et deux heures avant le dernier ; on commence par un demi-grain, et on s'élève graduellement jusqu'à six grains chaque fois. On continue cette dose pendant une quinzaine de jours, afin d'habituer les organes ; puis on la porte jusqu'à douze grains chaque fois, dose à laquelle on se tient pendant deux, trois ou quatre semaines, parce qu'elle exerce déjà une influence suffisante.

2° Après chaque dose de ciguë, ainsi qu'aux repas, on fait boire, au lieu d'eau simple, de la décoction de squine (une demi-once pour deux livres d'eau).

3° On ne permet que le tiers environ de la quantité ordinaire d'alimens, qui doivent être très-simples et partagés en trois petits repas.

4° Si la ciguë ne passe pas sous une forme, on l'emploie sous une autre, ou bien on la remplace par l'extrait d'aconit napel (préparé également à la vapeur), avec la précaution de le donner à moindre dose que celui de ciguë.

A la fin du traitement on diminue peu à peu la dose de la ciguë, ainsi que la rigueur du régime.

M. Récamier (1) rapporte quelques cas de guérison du cancer, obtenue par cette méthode. Mais, nous le répétons, ce traitement où le régime alimentaire joue un grand rôle, en favorisant la résolution des indurations, pourrait être plus nuisible qu'utile à certaine période du cancer, en activant les résorptions purulentes et ichoreuses.

Nous avons administré pendant six mois de suite la ciguë en extrait et plus fréquemment en poudre, sans avoir remarqué le plus léger ralentissement dans la marche de la maladie. Quelquefois les douleurs ont paru diminuées ; mais c'est lorsque le remède était porté assez loin pour produire l'engour-

(1) *Recherches sur le traitement du cancer*, t. 1ᵉʳ, p. 474 et suiv.

dissement général et le narcotisme ; mais il occasionait un si grand malaise , il jetait une si grande
perturbation dans les fonctions digestives, qu'il fallait se hâter d'en suspendre l'usage ou d'en diminuer
les doses.

On ne peut nier néanmoins que ce médicament
ne puisse modifier avantageusement la diathèse
cancéreuse, par son action sédative sur le système
nerveux ; mais sous ce rapport donnerions-nous
peut-être la préférence à l'extrait d'aconit qui , bien
préparé , nous a paru avoir une action curative di-
recte et spéciale contre les névralgies , avec lesquelles le cancer peut bien avoir quelques rapports
étiologiques. Quel que soit le médicament que l'on
adopte pour base d'un pareil traitement , on devra
toujours en seconder les effets par un régime alimentaire et hygiénique approprié à l'état de la maladie , au degré de force et de vitalité de la malade.

Traitement chirurgical du cancer de la matrice.

Il peut arriver , et malheureusement c'est ce qui
se présente le plus souvent, que toutes les ressources de la thérapeutique médicale soient impuissantes
pour arrêter les progrès du cancer de l'utérus. Les
soins médicaux administrés avec le plus de méthode
et de discernement ralentissent la marche de la maladie , ils semblent même quelquefois la suspendre
et la faire rétrograder par un commencement de
résolution apparente , et ces premiers avantages ,

quelque limités qu'ils soient, suffisent pour encourager le praticien et le faire persévérer dans la route qu'il a suivie jusque-là.

Si néanmoins il a pu acquérir la certitude que l'induration qu'il traite est un squirrhe, que l'ulcération qu'il a vue se cicatriser et se reproduire sans cesse est un carcinôme ; si, appelé plus tard, il a pu d'emblée reconnaître le caractère cancéreux et de l'induration et de l'ulcération, il peut avoir de prime abord la presque certitude de l'insuffisance de ses moyens thérapeutiques ordinaires pour résoudre complétement la tumeur squirrheuse ou cicatriser définitivement l'ulcération cancéreuse. Néanmoins il doit tenter tous les moyens indiqués dans le cours de cet ouvrage pour obtenir ces heureux résultats ; et s'il n'arrive qu'à suspendre la marche de la maladie, à la maintenir dans le *statu quo*, il doit s'en contenter et veiller à ce que cet état se maintienne. On voit en effet des tumeurs squirrheuses de l'utérus, des cicatrices d'ulcères carcinomateux, rester pendant de longues années dans l'inertie et l'indolence, adhérer fortement aux tissus sous-jacens sans se rompre, comme si le cancer attendait une force nouvelle d'impulsion pour reprendre sa marche désorganisatrice. Tant que les choses restent dans cet état, on doit s'abstenir, sans perdre de vue toutefois le danger imminent qui menace sans cesse les jours de la malade.

La possibilité de l'extrême lenteur de la marche

du squirrhe et de sa suspension, même pendant un temps indéfini, peut seule autoriser l'inaction du praticien, lorsqu'il a acquis la connaissance positive de la nature de la maladie. Dans le cas contraire, si la maladie marche, l'insuffisance bien reconnue des moyens médicaux pour l'arrêter fait une obligation de recourir à l'instrument tranchant.

D'autre part, l'opiniâtreté des ulcérations cicatrisées à se reproduire, leur tendance à s'étendre en largeur et en profondeur, leur situation sur un fond induré à une profondeur qui ne permet pas d'espérer de pouvoir, avec les cautérisations successives, atteindre le mal et le détruire jusque dans ses dernières ramifications, font encore un devoir de recourir à l'instrument tranchant.

Voilà donc deux circonstances bien évidentes de pratiquer l'amputation du col de l'utérus : le squirrhe irréductible et progressant ; l'ulcération cancéreuse étendue à la surface du col et à base squirrheuse profonde, et faisant également sans cesse des progrès qu'aucun traitement ne borne.

Si on ne se décide pas à amputer le col à l'état de squirrhe induré ; si, pour prendre ce grand parti, on attend qu'il soit entièrement ramolli, qu'il soit ulcéré et qu'il se présente, comme cela a lieu, avec des anfractuosités, des découpures profondes qui s'étendent au-delà de la partie que l'instrument peut atteindre, l'opération devient impraticable ; ou si on la pratique alors, c'est dans l'intention de continuer, sur les parties altérées qui n'auraient pas été enlevées, des cautérisations qui en amènent la destruction complète. Mais quelle obscurité ne règne-t-il pas sur l'étiologie des indurations du museau de tanche ! Nous avons signalé la difficulté de la dissiper, l'impossibilité même de prononcer affirmativement qu'on a affaire à un squirrhe plutôt qu'à toute autre induration. Aussi, tout en pensant qu'on doit opérer à cette époque de la maladie lorsqu'elle a résisté à tous les moyens médicaux, restons-nous convaincu qu'on ampute quelquefois, souvent même peut-être, des cols utérins qui étaient dans les conditions d'induration simple ; les exemples, pris dans les nombreuses opérations de ce genre qui ont été faites jusqu'à ce jour, ne manqueraient pas au besoin pour appuyer cette assertion.

La nécessité d'amputer de bonne heure, dès que le caractère squirrheux de l'induration paraît évident, acquiert une nouvelle force si on pense à la résistance opiniâtre que le squirrhe offre aux agens thérapeutiques ordinaires, et aux chances de succès bien plus nombreuses qu'offre l'opération, si l'on n'attend pas, pour la pratiquer, que le mal ait jeté des racines profondes dans la totalité du col ou du corps même de l'utérus. L'analogie peut être invoquée en faveur de cette opinion. L'extirpation des glandes indurées du sein est le plus souvent suivie de succès ; au moins la récidive est-elle tardive et rare, comparativement à ce qui arrive si l'on opère plus tard, alors que la tumeur est parvenue à la désorganisation cancéreuse ; les succès nombreux des ablations du col, obtenus par le chirurgien de la Pitié, ne dépendent-ils pas également de ce qu'il a pratiqué bon nombre de ses opérations dans la période d'induration de la maladie, au risque d'amputer, dans quelques cas, des cols qui n'étaient point et qui probablement ne seraient jamais devenus squirrheux. Dans son mémoire sur l'amputation du col de l'utérus, lu à l'Institut, le 2 juin 1834, ce chirurgien n'admet-il pas la nécessité d'opérer, quoique l'existence du carcinome ne soit pas bien constatée, si la santé générale fléchit tous les jours davantage, si les autres moyens thérapeutiques ne guérissent pas la maladie ou ne l'amendent point, et s'ils ne l'empêchent pas de faire des progrès qui menacent d'enlever tout espoir de guérison ?

L'expérience a démontré que des ulcérations simples, non carcinomateuses, de l'utérus, pouvaient être mortelles quand on ne les arrêtait point dans leur marche.

M. Lisfranc compte quatre-vingt-quatre guérisons sur quatre-vingt-dix-neuf opérations, succès vraiment prodigieux s'il eût toujours eu affaire à des maladies cancéreuses. Il est donc probable que beaucoup des opérées se trouvaient dans le cas de ces ulcérations simples, non carcinomateuses, qu'il a signalées comme devant être enlevées.

Nous croyons devoir rapprocher de l'opinion de M. Lisfranc, celle émise par un médecin allemand, M. le docteur Krimer, d'Aix-la-Chapelle, et imprimée dans le numéro d'août 1835, page 254 de la *Revue médicale*, article extrait du journal de Hufeland, septembre 1834, et traduit par le docteur Ch. Martins, intitulé : *Récidives dans les cas de cancer de la matrice opérés.*

Le nombre des cas de réussite d'amputation du col, publiés par les médecins français, est tellement considérable, dit le docteur Krimer, que l'on s'étonne de voir encore tant de femmes succomber au cancer de l'utérus, et cela surtout dans les villes où l'on pratique le plus souvent l'ablation du col de la matrice. L'auteur avoue, avec une franchise bien digne d'éloge, qu'il a été plus malheureux, et cela tient uniquement à ce qu'il n'attache pas aux mots *succès* ou *guérison* la même signification que les grands praticiens dont il est question ; cela tient à ce qu'il regarde comme malheureux tous les cas dans lesquels il y a eu récidive ; et pour montrer que plusieurs chirurgiens de Paris ne partagent pas cette manière de voir, il cite l'observation suivante :

Madame de C....ky, âgée de quarante-trois ans, avait toute la partie vaginale de l'utérus à l'état de carcinôme ; un praticien fit la résection en présence d'un grand nombre de spectateurs ; au bout de quinze jours, il déclara la malade guérie, et la présenta comme telle à une société de médecins. Le mieux persista pendant deux mois ; au bout de ce temps, il s'établit un écoulement en blanc qui devint de plus en plus abondant et de plus en plus fétide. On envoya la dame aux eaux de Spa ; là, elle eut plusieurs métrorrhagies abondantes; elle vint à Aix-la-Chapelle, sept mois après avoir été opérée à Paris. Le toucher fit reconnaître des végétations ulcérées, de la grosseur de la moitié du poing, sur la portion vaginale de l'utérus; trois mois après, elle mourut en prenant un bain de mer à Ostende, et cependant elle figure au nombre des cas où la maladie a complétement guéri par l'amputation.

Egaré par les prétendus succès des médecins français, l'auteur voulut les imiter, et il fut obligé d'apprendre par sa propre expérience combien les guérisons définitives sont rares, si même elles existent; car on peut soulever la question de savoir s'il existe un cas de *véritable cancer* de la matrice guéri sans récidive.

M. Krimer rapporte ensuite les observations suivantes :

Madame H...., âgée de cinquante-trois ans, encore forte, mais ayant déjà perdu ses règles depuis quatre ans, avait un prolapsus de la matrice, accompagné de cancer du col; le corps de l'organe était parfaitement sain; la malade attribuait son mal à un pessaire qu'elle portait depuis huit ans. Comme le mal paraissait tout-à-fait local, et que la malade ne présentait aucun des signes de la diathèse cancéreuse, ce cas parut un des plus favorables pour tenter l'opération : l'hémorrhagie fut presque nulle. Après seize jours, la guérison était complète. L'écoulement en blanc était peu considérable; pendant six mois la santé fut parfaite. Au printemps, après un chagrin violent, il y eut des douleurs lancinantes dans l'utérus; de là, difficulté à aller à la selle, et à rendre les urines. Malgré tous les moyens, la matrice se tuméfia, s'ulcéra; le cancer envahit le rectum, le péritoine, et la malade succomba au bout de trois mois.

Une autre dame de quarante-six ans, bien réglée, sans enfans, souffrait depuis long-temps de douleurs dans les régions de l'utérus. On trouva que la lèvre postérieure avait acquis la grosseur d'une noix ordinaire, qu'elle était squirrheuse, tandis que les parties voisines étaient saines. Tous les moyens imaginables furent mis en usage sans aucun succès; et comme une limite bien tranchée séparait la partie malade de celle qui ne l'était pas, on fit la résection en ayant soin d'emporter encore une ligne d'épaisseur des tissus sains; l'hémorrhagie fut favorisée par des injections émollientes. Les douleurs disparurent, mais la plaie ne se cicatrisait pas; pendant quelques semaines, la malade se trouvait fort bien; elle eut deux fois ses règles, mais bientôt des douleurs lancinantes se firent sentir, le cancer gagna la cloison vaginale, la perfora, et la malade succomba après quatorze mois de souffrances.

Une blanchisseuse, d'une faible constitution, âgée de quarante-deux ans, et mère de neuf enfans, avait été tellement maltraitée, pendant une couche, par une sage-femme ignorante, qu'il en était résulté une fistule vésico-vaginale et une rupture du périnée et de la cloison recto-vaginale; l'écoulement d'urine, qui avait constamment lieu dans le rectum, détermina le développement d'un cancer gros comme une noix, qui végétait sur le col. M. Krimer, séduit encore par la nature toute locale de la maladie, dont la cause était évidente, réunit les bords de la fistule, après les avoir rafraîchis, au moyen d'une suture entortillée comme le conseille Naëgèle, puis amputa la portion malade du col. Au bout de douze jours, la fistule était guérie ; mais déjà, après un mois, une douleur continue se fixa dans le bassin, les règles devinrent de véritables pertes, et la malade mourut enfin, épuisée par neuf mois de souffrances inouïes.

Malgré ces revers, l'auteur crut devoir céder, une dernière fois, aux sollicitations des parens d'une malade, qui paraissait dans les circonstances les plus favorables : trente-quatre ans, une santé florisssante, la lèvre postérieure seule tuméfiée, raboteuse, de la grosseur d'une prune, qui avait été précédée de symptômes peu alarmans, tout semblait promettre un heureux succès ; mais il advint de ce cas-là ce qui était advenu des autres : la récidive eut lieu, et la malade succomba au bout de quelques mois.

Malgré notre répugnance pour cette opération dans les cancers utérins, où la récidive est d'autant plus à craindre que l'on coupe dans la continuité des tissus, nous sommes obligé de reconnaître son opportunité dans quelques circonstances. Les exemples que nous avons vus de maladies du col utérin avec engorgement et ulcération, qui ont résisté pendant des années au traitement le plus méthodique, dont la guérison est toujours douteuse et toujours compromise par des récidives, et qui tiennent les femmes qui en sont atteintes dans des craintes et une surveillance d'elles-mêmes perpétuelles ; nous ont fait regretter plus d'une fois de n'avoir pas pris le parti de faire l'ablation de la partie malade.

Lorsque les ulcérations, comme le squirrhe, ont résisté à tous les moyens de la thérapeutique, si elles restent stationnaires, ce qui est plus rare que dans l'induration squirrheuse, il faut s'abstenir d'amputer. Si, au contraire, elles ont une marche progressive, il ne faut pas attendre, pour opérer, qu'elles aient envahi les tissus à une hauteur telle qu'il deviendrait impossible de couper dans les limites qui séparent les parties altérées des parties saines.

Si, comme pour le squirrhe, il n'était pas difficile ici d'établir de bonne heure un diagnostic positif, de prévoir que telle ulcération résistera au traitement, disparaîtra pour se reproduire indéfiniment jusqu'à ce qu'elle ait envahi la totalité du museau de tanche, si l'art pouvait, à des signes certains, reconnaître l'avenir de ces ulcérations, le mieux serait de faire, dès leur début, l'ablation de la partie sur laquelle elles reposent. Mais nous ne croyons pas que les prévisions des médecins les plus expérimentés aient été assez sûres jusqu'ici, pour les autoriser à pratiquer une opération grave comme celle-ci, avant d'avoir tenté la guérison de la maladie par les moyens ordinaires ; et quand ils s'y décident, c'est seulement alors qu'il leur paraît démontré qu'il n'y a pas d'autre chance de salut pour la malade.

Faut-il amputer le col de l'utérus lorsque le museau de tanche est envahi dans sa totalité par l'ulcération, lorsque de sa surface s'élèvent des excroissances fongueuses qui forment une espèce de champignon, lorsque son fond, recouvert de sanie purulente, ichoreuse, infecte, offre au toucher une dureté qui semble s'étendre à plusieurs lignes dans la continuité de l'organe, si, d'autre part, les symptômes de la cachexie cancéreuse n'existent pas ou sont peu marqués? L'opération doit être faite dans ce cas, pourvu que le cancer ne soit pas térébrant, ne pénètre pas dans la profondeur du col, et qu'il existe, entre l'insertion du vagin et la tumeur cancéreuse, un espace circulaire de plusieurs lignes de largeur sain en apparence, qui permette de faire la section dans les limites de la maladie.

Nous avons cependant vu faire l'amputation du col dans un cas de cancer térébrant, et l'opérateur, M. Récamier, poursuivre ensuite le cancer avec le caustique jusque dans la cavité utérine.

Peut-on encore opérer lorsque, le col étant évidemment cancéreux, le corps de l'utérus est engorgé, lorsqu'il offre un volume plus considérable que dans son état normal, et qu'il existe de bonnes raisons de penser qu'il est dans un état de simple hypertrophie et non pas de dégénérescence cancéreuse; quand il y a de l'engorgement dans les ligamens ronds, dans les ovaires, avec tuméfaction de ces organes, dans les ganglions lymphatiques qui avoisinent l'utérus, lorsqu'il existe une lésion sympathique de quelque viscère du bas-ventre ou de la poitrine? — L'intumescence du corps de l'utérus et de ses annexes, les irritations phlegmasiques ou névralgiques des organes digestifs, les palpitations nerveuses du cœur et la dyspnée dont elles s'accompagnent; cette foule de symptômes d'indispositions vagues et indéterminées qui suivent le cancer du col utérin et qui le reconnaissent pour cause, ne doivent pas empêcher d'en pratiquer l'ablation. Ces états morbides divers, subordonnés comme effets à l'altération de l'utérus, se dissipent spontanément lorsqu'on est assez heureux pour ramener l'organe malade aux conditions de l'état normal. Dans l'engorgement inflammatoire et non encore squirrheux du corps de l'utérus, il y a tout à gagner pour la portion restante de l'organe à la substitution d'une plaie simple qui suppure, et qui par cela même produit le dégorgement de ses tissus, à une plaie cancéreuse infecte, dont toutes les irradiations sympathiques ont le caractère délétère du foyer cancéreux d'où elles partent. Cette réflexion s'étend à tous les états morbides secondaires dont nous avons fait mention.

L'opération est encore une dernière ressource que le médecin ne doit pas négliger, dans ces cas extrêmes où l'étendue et la profondeur de l'ulcération fournissent un ichor abondant, dont la résorption alimente la fièvre de consomption qui dévore la malade et la conduit rapidement au tombeau. Quelles que soient les chances défavorables et les probabilités de récidive, on doit encore délivrer la malade de ce foyer pestilentiel, afin de prolonger sa vie et de lui rendre ses derniers momens moins déplorables. L'époque de la récidive est incertaine ; souvent elle est rapprochée de celle de l'opération, il est vrai ; mais quelquefois aussi elle se fait attendre plusieurs années. Et lors même qu'elle aurait lieu au bout d'un an seulement, ne pourrions-nous pas dire, avec M. Dupuytren (1) : « N'est-ce donc rien qu'une année de vie ? » et qu'une année passée avec une plaie simple et sans douleur jusqu'au moment de la récidive ?

L'hérédité, et nous y croyons, doit augmenter les motifs d'incertitude. Néanmoins, dès que nous avons admis que dans certaines circonstances, où toutes les probabilités de récidive se présentaient, on devait encore opérer, l'hérédité, bien qu'elle augmente le nombre des chances défavorables, ne doit pas faire rejeter absolument l'opération. On doit seulement la considérer comme une de ces circonstances aggravantes qui rendent le succès de plus en plus incertain.

Si l'on se demande maintenant quels sont les avantages et les inconvéniens de l'opération, et quelles en sont les contre-indications formelles, on verra que les avantages de l'amputation du col de l'utérus sont :

(1) *Journal hebd. de méd.* Mars 1834.

1° Dans quelques cas d'engorgement et d'ulcération non cancéreux, mais de nature telle que la résolution de l'un et la cicatrisation de l'autre se font attendre indéfiniment et compromettent à la longue les jours de la malade, de faire cesser cet état maladif grave et de prévenir sa terminaison fâcheuse;

2° D'arrêter les progrès d'une ulcération carcinomateuse, en lui substituant une plaie simple susceptible quelquefois d'une cicatrisation solide et durable;

3° De délivrer l'économie d'un foyer d'intoxication, d'où part et circule dans tous ses vaisseaux un principe délétère, qui porte le trouble dans toutes les fonctions assimilatrices et nutritives;

4° Et dans le cas de repullulation inévitable de la maladie, d'avoir ramené l'espoir et la douce satisfaction qu'il procure dans l'esprit de la malade; de lui avoir fait passer dans le contentement et exempt de grandes douleurs le temps pendant lequel elle aurait été condamnée à subir toutes les souffrances et tous les graves inconvéniens qui résultaient de son premier état, et enfin d'avoir prolongé sa vie au-delà du terme que sa maladie, abandonnée à elle-même ou traitée par de simples palliatifs, lui aurait permis d'atteindre;

5° D'avoir fait courir les chances d'une guérison impossible aux seuls efforts de la nature et aux secours ordinaires de l'art, au moyen d'une opération qui n'offre pas de grandes difficultés dans son exécution, qui n'est pas aussi douloureuse qu'on aurait pu le supposer, qui est rarement suivie des accidens qui compliquent ou accompagnent souvent les grandes opérations chirurgicales, et qui demande pour sa facile exécution le concours de quelques circonstances que la maladie fait naître naturellement, telles que le prolapsus de l'utérus et le relâchement de ses ligamens suspenseurs ;

6° De ne point porter une atteinte notable aux fonctions physiologiques de l'organe, puisqu'on a vu, après l'amputation du col utérin, les règles se rétablir et continuer à couler comme dans l'état normal, la grossesse survenir, et l'accouchement se faire avec plus de facilité même qu'il n'aurait eu lieu avant l'opération, sans entraîner des suites plus fâcheuses.

Les inconvéniens attachés à l'opération et ses contre-indications sont :

1° La difficulté même de la pratiquer, due au volume de la tumeur d'une part, et à l'étroitesse des parties de l'autre ; l'impossibilité où l'on se trouve d'abaisser suffisamment l'utérus et de faire franchir la vulve à la tumeur, ou, si l'on opère sur place, de pouvoir porter derrière la tumeur, assez profondément dans le vagin, les instrumens nécessaires à l'opération. On peut bien, à la rigueur, remédier à ces inconvéniens, soit en incisant la vulve, pour amener la matrice au dehors, soit en faisant la section du col sur place, au risque d'opérer sur des parties altérées, au moyen de la cuiller tranchante de Dupuytren, des ciseaux courbes de M. Récamier, ou des instrumens plus compliqués de MM. Hatin et Colombat ; mais les résultats de cette opération ne sont déjà pas assez favorables pour que l'opérateur ne doive pas reculer devant les graves difficultés qui, lorsqu'elles se rencontrent, s'opposent à son exécution.

2° Parmi les inconvéniens attachés à l'opération figurent les accidens inflammatoires qu'elle détermine, et qui, de l'utérus, peuvent se propager au péritoine ou aux viscères du bas-ventre, et mettre les jours de la malade en danger ; l'hémorrhagie, le plus souvent il est vrai, sans importance, mais pouvant aussi quelquefois devenir assez sérieuse pour nécessiter l'usage des moyens prompts de répression, tels que le cautère actuel ou le tamponnement; la récidive sur la plaie même avant sa cicatrisation, sur la portion restante de la matrice ou dans les organes environnans.

3° L'opération est contre-indiquée par l'extension du mal au-delà des parties que l'instrument tranchant peut atteindre. De grands praticiens ont néanmoins dérogé à ce précepte sans avoir eu à s'en repentir. Nous avons vu M. Récamier emporter avec l'instrument tranchant tout ou partie du col, et poursuivre ensuite avec le caustique jusque dans la cavité utérine l'ulcération cancéreuse ; et nous l'avons vu obtenir sur toute la surface cautérisée des cicatrices de bonne apparence. Il faut convenir cependant que lorsque l'ulcération cancéreuse s'étend jusque dans la cavité de l'utérus, comme il est impossible de s'assurer jusqu'à quelle profondeur les tissus sont intéressés, il pourrait arriver que les tentatives hardies faites pour les détruire n'eussent d'autre résultat que l'exaspération du mal. L'extirpation complète de l'utérus serait dans ce cas la seule opération praticable, si l'on voulait absolument tenter quelque chose pour conserver les jours de la malade.

4° La certitude acquise que l'induration des ovaires, la tuméfaction des ligamens et du corps de l'utérus ne sont point de nature squirrheuse, permet d'opérer. Dans le cas contraire, cette extension de la maladie serait une contr'indication formelle à toute opération. Mais remarquons combien il est difficile d'acquérir cette certitude.

5° L'existence simultanée du cancer dans l'utérus et un ou plusieurs autres organes est une contr'indication à l'opération. La récidive est alors certaine, et l'opération pratiquée sur un point ne fait qu'activer la dégénérescence cancéreuse sur un autre. Dupuytren, sur le point d'opérer un squirrhe ulcéré au sein sur une femme de quarante et quelques années, s'aperçut, en explorant attentivement ses organes, que le col de l'utérus était affecté de la même maladie. Cette découverte le fit renoncer à toute opération sur le sein, dans la crainte d'aggraver la maladie de l'utérus (1). Cette pratique devrait être

____

(1) *Journal hebd. de méd.*, 24 mai 1824, p. 455.

imitée, si le cancer de l'utérus se compliquait d'autres affections cancéreuses, celles-ci pouvant, comme le remarque le célèbre chirurgien que nous venons de nommer, prendre, après l'amputation du col, une marche plus rapide vers une terminaison funeste.

6° Lorsqu'enfin la cachexie cancéreuse est tellement prononcée que l'éloignement du foyer qui l'alimente n'aurait aucun effet salutaire sur l'organisme envahi complétement et hors d'état de réagir, on doit renoncer à toute opération et s'en tenir aux moyens palliatifs.

Amputation du col de l'utérus.

Toutes les considérations qui militent pour ou contre l'opération ayant été sagement pesées et débattues, si les intérêts de la malade veulent qu'elle soit pratiquée et qu'elle y consente, on y procède de la manière suivante :

(1) La malade est placée comme dans l'opération de la taille latéralisée. On introduit dans le vagin le spéculum bivalve, on le porte jusque vers le museau de tanche ; on l'ouvre par une pression exercée sur les branches extérieures, qui lui servent de manche. Ce spéculum a l'avantage de mieux embrasser la tumeur, de tendre parfaitement la partie supérieure du vagin, et d'effacer les plicatures circu-

____

(1) Lisfranc, Mémoire cité ; M. Bégin, *Dict. de méd. et de chirurgie pratiques*, art. *Cancer.*

laires qui auraient masqué le col de l'utérus. On absterge et on nettoie, à l'aide d'une petite éponge ou d'un bourdonnet de charpie, ou d'une injection, la surface du col. Des pinces de Museux, à branches très-longues, à doubles ou à triples crochets, médiocrement recourbées, sont portées fermées dans le spéculum, puis ouvertes sur le col, que le chirurgien saisit d'avant en arrière, le plus haut possible. À mesure que les mors pénètrent, on pousse les pinces en avant, afin que les tissus profonds soient accrochés à une même hauteur que les superficiels. Le spéculum est alors extrait, et les pinces, qui ont passé dans l'écartement de ses deux lames, servent à exercer sur le museau de tanche des tractions modérées, lentes et soutenues, à l'aide desquelles l'opérateur l'attire jusqu'à la vulve. Ces tractions doivent être dirigées successivement, selon l'axe des deux détroits supérieur et inférieur du bassin. Mais pour que la matrice soit mieux saisie, mieux abaissée, et que tous les points du pourtour de la partie inférieure de son col fassent à l'extérieur une égale saillie, le chirurgien applique les mors d'une seconde érigne sur les extrémités du diamètre transversal ou du diamètre antéro-postérieur de l'organe, suivant le sens dans lequel la première a été implantée. On réunit leurs branches en faisceau, et on continue les tractions avec plus de force et de puissance pendant cinq minutes, et même un quart d'heure s'il le faut, jusqu'à ce qu'on soit parvenu à abaisser suffisamment la matrice. Ce temps de l'opération est pour la femme le plus douloureux. Les douleurs qui en résultent et les difficultés à l'exécuter qu'on éprouve sont en raison de la raideur et de la résistance des ligamens.

Le chirurgien porte le doigt indicateur sur le pourtour de l'insertion utérine du vagin ; il la reconnaît facilement à la présence d'une espèce d'anneau, au dessus duquel la pression fait sentir du vide. Placé à gauche de la malade, il confie les pinces à un aide intelligent, placé en face du bassin, qui maintient le col abaissé et saillant ; il absterge soigneusement les parties. Puis, armé d'un bistouri courbe, tranchant sur sa concavité et garni de linge jusqu'à un pouce environ de son extrémité boutonnée, il porte le tranchant de l'instrument, guidé par le doigt indicateur de la main gauche, au dessous du col, que l'aide relève légèrement, afin de découvrir sa face postérieure. Il mesure avec ce doigt, dont la face palmaire est dirigée vers la maladie, la hauteur à laquelle la section doit être faite. Le bistouri est placé au dessus de lui, et à mesure que l'instrument marche, il le dirige et lui sert de point d'appui, tandis que l'aide abaisse graduellement les érignes, pour faire saillir à leur tour successivement les autres points du col de la matrice. Les inclinaisons que l'aide sera chargé de donner à la matrice seront plus ou moins considérables, suivant que tel ou tel point du col devra plus particulièrement être mis en évidence pour découvrir la totalité du mal. La section doit se faire lentement et par petits coups, pour éviter la lésion des grandes lèvres et les écarts dangereux, et pour ne pas faire une plaie inégale, à moins que les prolongemens inégaux de la maladie n'obligent à faire une section irrégulière pour les atteindre et les comprendre dans la portion amputée.

Si le col est trop volumineux pour être embrassé par le spéculum, on ne peut pas se servir de cet instrument. Le chirurgien conduit alors sur le doigt, introduit dans le vagin, des érignes simples, qu'il fixe sur le col de l'utérus ou sur les points assez résistans de la tumeur.

Quelquefois le col, sans être très-volumineux, se présente sous la forme d'un fongus mou, saignant au moindre contact. L'introduction du spéculum peut être alors au moins inutile, parce qu'elle donne lieu à un écoulement de sang qui empêche de voir le col, malgré toutes les abstersions et toutes les injections. Il vaut mieux alors renoncer à cet instrument, et conduire les érignes sur le col, au moyen du doigt indicateur de la main gauche.

On pourrait néanmoins, avec le spéculum à deux branches, écartées suffisamment, et avant d'atteindre la tumeur, comprendre celle-ci entre ses valves, et placer ensuite les érignes.

Si la mollesse du col et les progrès de l'ulcération ne permettent pas aux érignes d'être implantées dans des parties saines assez résistantes, les tractions exercées entraînent les érignes, qui se détachent avec des portions de la tumeur. Elles reviennent

hors de la vulve, chargées de ces lambeaux putré-
fiés, et il devient quelquefois impossible d'amener
le col hors du vagin. Cette impossibilité peut encore dépendre du défaut de laxité des ligamens utérins, du volume excessif de la tumeur et de l'étroitesse des parties. Dans ce dernier cas, M. Lisfranc n'a
pas hésité à faire une incision sur la plicature de la
peau et de la membrane muqueuse, qui fournit cette
grande étendue du périnée, pour juger de l'étendue
et de la nature du mal, et faciliter l'abaissement du
col. Si néanmoins on ne peut pas y parvenir, il faut
faire la résection sur place ; car il ne serait pas facile et sans danger d'introduire par l'ouverture du
col l'intrument inventé par M. Guillou, qui se développe dans la cavité utérine, saisit les parties altérées de dedans en dehors, et, prenant ainsi un point
d'appui sur la surface interne de l'organe, permet
de l'attirer au dehors. On conçoit les déchirures et
les contusions que cet instrument doit occasioner
dans la cavité de l'utérus, qu'on a un si grand intérêt
de ménager.

Mieux vaut alors placer dans la cavité du vagin un
spéculum dont l'extrémité profonde embrasse la
tumeur, puis emporter celle-ci soit à l'aide de la
cuiller tranchante de M. Dupuytren, ou de l'anneau
d'acier, présentant un tranchant circulaire, et monté
au moyen de deux branches sur un manche transversal ou sur un cercle large et mousse, anneau inventé par ce chirurgien ; ou bien avec l'instrument
inventé par M. Hatin ou celui dû à M. Colombat,

qui incisent le col circulairement; ou mieux encore avec les ciseaux courbés sur leur plat, auxquels nous donnerons la préférence, et qui sont toujours utiles pour emporter les parties qui auraient échappé aux autres instrumens. Nous observerons que la plupart de ces instrumens, fort compliqués et difficiles à manœuvrer, ont le grave inconvénient d'agir avec une régularité que ne comportent pas ordinairement les progrès inégaux du mal. Leurs sections s'étendent presque toujours au-delà de ce qu'il est utile de couper, et elles restent sur d'autres points en-deçà des limites du cancer. Avec un peu d'habitude, le bistouri simple boutonné, conduit sur le doigt ou dans la cavité du spéculum, suffit pour pratiquer l'opération.

Quels que soient les instrumens dont on se sert pour l'opération, il faut enlever toutes les parties malades. M. Lisfranc a imaginé, dans le cas où le cancer du col a jeté de profondes racines dans le corps de cet organe, de pratiquer deux incisions semi-lunaires, qui se réunissent par leurs extrémités, et dont le plus grand diamètre est l'antéro-postérieur. Il creuse ensuite, en disséquant les tissus malades dans l'épaisseur de l'organe, une espèce de cône à sommet supérieur. Ce praticien dit avoir obtenu de très-heureux succès par ce procédé.

Les accidens auxquels l'opération peut donner lieu sont l'hémorrhagie, la métro-péritonite et des mouvemens nerveux et spasmodiques divers.

L'hémorrhagie est peu à redouter; rarement elle

est assez abondante pour nécessiter l'emploi des moyens propres à la combattre. On ne doit pas se laisser effrayer par une perte même considérable de sang ; cette évacuation dégorge les vaisseaux utérins et prévient les inflammations consécutives. Si néanmoins elle devenait inquiétante par son abondance et sa persistance, on l'arrêterait au moyen d'injection d'eau froide simple ou vinaigrée, au moyen d'un stylet boutonné rougi au feu. L'introduction du spéculum permettrait de reconnaître le point de départ du sang et de faire la cautérisation d'une manière convenable. Enfin on aurait recours au tampon, si les autres moyens ne suffisaient pas. Il suffit quelquefois de tamponner à l'entrée de la vulve et peu avant dans le vagin. On peut au bout de quelques heures retirer le tampon, l'hémorrhagie est arrêtée ; on le placerait de nouveau, si elle reparaissait. Il ne faut pas trop se hâter d'arrêter l'hémorrhagie ; sa suspension trop brusque pourrait favoriser le développement de l'inflammation métro-péritonéale, tandis qu'elle est très-propre à la prévenir dans le cas contraire. Quand on a retiré le tampon, on fait des injections dans le vagin pour le débarrasser des caillots et des matières séreuses et purulentes qui s'y trouvent amassées.

La métro-péritonite est généralement moins à craindre lorsque la perte de sang est considérable. Lorsqu'elle se développe, elle doit être traitée de la même manière que lorsqu'elle reconnaît toute autre cause traumatique. Les saignées révulsives au bras, petites, souvent répétées, sont préférables aux saignées locales, lorsque c'est la matrice qui est principalement prise ; si c'est le péritoine, aux saignées générales on doit joindre les saignées locales dans les aines, sur le bas-ventre.

Nous avons vu des accidens nerveux, en apparence fort graves, se montrer peu de temps après l'opération ; des étouffemens, des spasmes, des attaques de nerfs, des vomissemens spasmodiques avec ballonnement du ventre. Ces accidens, tout-à-fait sympathiques de l'irritation et des souffrances dont l'utérus a été le siége pendant l'opération, cessent promptement lorsque l'organe est revenu de l'ébranlement qu'il a éprouvé, et qui s'est communiqué aux divers centres sensitifs. Quelques calmans et anti-spasmodiques sont ici administrés avec avantage.

L'amputation du col de la matrice substitue à une plaie infecte et désorganisatrice, une plaie simple, et qui doit tendre vers la cicatrisation. Les écoulemens de mauvaise nature cessent aussitôt, et ils sont remplacés par une suppuration louable, comme est celle de toutes les plaies simples. La cicatrisation des ulcérations superficielles est prompte après les cautérisations; elle ne marche pas aussi vite après l'amputation, et cela s'explique par le défaut d'extensibilité des tissus serrés de la surface de la plaie et de sa circonférence. Cette cicatrisation se fait par une pellicule qui recouvre toute l'étendue de la plaie, et qui exige beaucoup plus de temps pour s'organiser.

La cicatrice de la plaie résultant de l'amputation du col de l'utérus, est d'abord très-rouge ; elle devient blanche ensuite, pour prendre plus tard la couleur des tissus qui l'environnent. Cette cicatrice peut oblitérer l'orifice utérin ; M. Lisfranc en a vu un exemple. Cette circonstance n'empêchait pas les règles de couler, mais elles avaient lieu plus difficilement, et elles s'accompagnaient chaque fois de symptômes de métrite ; le sang des règles ne s'était jamais accumulé dans la matrice, il coulait par la surface du vagin. Cette femme succomba, et l'on constata l'oblitération de l'orifice utérin. Si on reconnaissait cette oblitération, on pourrait y remédier avec le trois-quart ; mais il serait mieux de la prévenir par l'introduction d'un stylet, faite de temps en temps dans l'orifice inférieur de l'utérus.

Cependant la cicatrisation de la plaie se fait comme celle d'une plaie simple. Elle est favorisée par des injections émollientes, s'il existe des douleurs et quelque apparence d'inflammation ; par l'eau chlorurée, si au contraire elle est languissante ou si les bourgeons charnus sont mollasses ou s'ils tendent à se développer trop activement ; dans ce dernier cas on les réprime avec le nitrate d'argent. Des pansemens à demeure peuvent être faits avec de la charpie recouverte d'onguens appropriés ou imbibée de décoctions émollientes, narcotiques, chlorurées, et portée sur la plaie au moyen du spéculum.

Les congestions sanguines auxquelles l'utérus est périodiquement sujet, tant que l'époque critique n'est pas passée, et les influences défavorables qu'elles exercent sur la cicatrisation de la plaie, font un devoir de les atténuer le plus possible, pour peu qu'elles soient fortes et que l'organe soit disposé à l'inflammation, par de petites saignées du bras, pratiquées lorsque les signes de cette inflammation se manifestent, et lorsque les époques menstruelles approchent. On hâtera ainsi les progrès de la cicatrice, qu'on a tant d'intérêt de voir se compléter rapidement.

Pendant les premiers temps qui suivent l'opération, on voit avec satisfaction la plaie conserver le meilleur aspect et marcher vers une cicatrisation que rien ne semble devoir arrêter. Mais au milieu des espérances les mieux fondées en apparence, surviennent quelques légers dérangemens dans la santé, qu'on attribue à telle ou telle cause fort innocente : un léger frisson suivi d'un mouvement fébrile, de l'inappétence ou quelque trouble dans les digestions, quelques élancemens passagers dans la plaie. La matière purulente devient plus séreuse, elle acquiert un peu d'odeur. En examinant la plaie, on découvre sur sa surface un ou plusieurs points d'un aspect grisâtre, qui contraste avec la couleur rouge des bourgeons charnus environnans ; ces points sont mollasses, on les croirait formés par de la matière purulente ; mais ils persistent après qu'on les a détergés. Ces points sont le début de la récidive, ils ne tardent pas à s'étendre et à faire perdre tout espoir de guérison. Il faut se hâter de les cautériser aussi profondément que possible. On revient fréquemment à ces cautérisations ; on panse avec les chlorures , avec les pommades opiacées, avec celles où entrent les extraits de ciguë, de belladone, de jusquiame, avec la créosote , ou avec le mélange des teintures employé par M. Récamier. On éloigne toutes les causes qui peuvent donner plus d'activité aux repullulations, et si on peut les arrêter et obtenir une cicatrice complète, on continue la même surveillance pour saisir à leur première apparition les récidives nouvelles de maladie. Malheureusement, quelles que soient l'activité et les lumières du médecin, la maladie le plus souvent reprend sa marche, elle envahit de nouveau la surface cicatrisée , s'étend au corps de l'organe , à ses annexes , aux ganglions et aux viscères abdominaux ; la fièvre hectique s'allume de nouveau et conduit rapidement ses victimes au tombeau.

Extirpation de l'utérus.

Les dégénérations cancéreuses qui attaquent le col de l'utérus, lorsqu'elles ont résisté au traitement médico-chirurgical qui vient d'être décrit, peuvent être enlevées avec quelques chances de succès, par l'instrument tranchant. Ce qui rend ces chances moins nombreuses, indépendamment de la nature de la maladie , c'est la nécessité où se trouve l'opérateur de couper dans la continuité des tissus, et de laisser le plus souvent dans la portion restante de l'organe les germes d'une altération semblable , dont on ne peut calculer l'étendue. Il est impossible à l'opérateur d'avoir la certitude d'opérer au-delà des limites du mal ; il n'y a pas de moyen de reconnaître exactement ces limites ; on peut même avancer qu'elles ne sont pas le plus ordinairement où ses sens semblent les lui indiquer ; car cette plaie du moignon qui, au moment où l'opération vient d'être faite, se présente avec toutes les apparences d'une plaie simple , qui doit marcher vers une cicatrisation régulière, n'en contient pas moins très-souvent tous les élémens de la récidive et de la repullulation du cancer. L'extirpation complète de la matrice offrirait donc, sous le rapport des craintes de la récidive, des chances plus favorables que son extirpation partielle ; mais sous le rapport des dangers inhérens à l'opération , quelle différence immense sépare ces deux opérations! On peut dire que la première est sans danger immédiat pour les jours de la malade ; tandis que la seconde constitue une des opérations les plus effrayantes , même pour le chirurgien le plus téméraire , et des plus dangereuses pour les malades.

Avant de se décider à l'entreprendre , le chirurgien doit avoir acquis la conviction profonde de l'impossibilité de conserver plus long-temps les jours de la malade par tous les autres moyens de l'art ; il doit ensuite s'assurer s'il terminera son opération sans compromettre immédiatement la vie de celle qui s'y soumet ; si enfin son exploration peut être poussée assez loin, et être assez exacte pour lui donner des lumières suffisantes sur l'état des parties à enlever et sur celui des organes environnans.

Il est bien difficile, dans les cas pour lesquels on a proposé l'extirpation de l'utérus, de reconnaître les limites du mal ; il est quelquefois impossible de savoir s'il est borné à l'utérus ou si l'altération ne s'étend pas à ses annexes et aux parties circonvoisines ; on ne peut pas plus prévoir si l'organe est libre, ou s'il a contracté des adhérences, qui rendent l'opération incomplète, si l'on ménage les organes adhérens, ou éminemment dangereuse, si on les intéresse, comme cela est arrivé aux opérateurs les plus consommés dans leur art. Le professeur Roux n'a pu éviter d'ouvrir la vessie, et avant lui le même accident était arrivé à Sauter.

Malgré ces graves inconvéniens et beaucoup d'autres qui seront signalés dans le court historique de cette opération, malgré la proportion énorme des insuccès qui l'ont signalée jusqu'à ce jour, doit-on se permettre de la pratiquer, ou bien faut-il abandonner les malades à la mort qui les menace, sans tenter les ressources que la science possède ? Cette importante question, soulevée chez nous par les essais récens de M. Récamier, est digne de fixer toute l'attention des chirurgiens.

L'utérus malade au point de rendre son extirpation indispensable pour sauver les jours de la malade, peut se présenter dans trois positions différentes, et avec un degré d'opportunité qui varie selon chaque position.

Le premier cas qui se présente est celui dans lequel la matrice, altérée dans toutes ses parties, est en même temps précipitée hors de la vulve, et forme entre les cuisses de la femme une tumeur volumineuse, ulcérée, recouverte par le vagin qui lui sert de pédicule. C'est à ce cas que se rapportent presque tous les exemples d'extirpation de l'utérus que nous ont légués les siècles passés. Lorsque l'utérus cancéreux présente cette disposition, on peut donc, sans craindre d'être accusé de témérité, recourir à son ablation complète.

Elle peut être pratiquée par trois procédés : 1° lier le pédicule formé par le vagin renversé, et attendre la chute spontanée de l'organe, par suite de l'étranglement de ses vaisseaux ; 2° faire la ligature et retrancher ensuite les parties au dessous du fil ; 3° enfin, emporter la matrice malade sans pratiquer aucune ligature.

Le dernier procédé expose à des hémorrhagies graves, à la pénétration de l'air dans la cavité du péritoine, par la large ouverture que laisse l'ablation, et dont une péritonite aiguë sera probablement le résultat. Bien que la matrice renversée ait quelquefois été, par une grossière ignorance, arrachée violemment ou emportée à l'aide de l'instrument tranchant, ainsi que Wrisberg et Siébold en rapportent des exemples, et que la mort n'ait pas été le résultat d'aussi cruelles mutilations, ce procédé doit cependant être rejeté, pour prévenir l'introduction de l'air et la péritonite. Wolf, chirurgien habile de Hanovre, en 1824, après la section du pédicule vaginal, ferma la plaie par un point de suture. L'opérée n'en fut pas moins frappée immédiatement de péritonite et de pleurésie, et elle mourut deux jours après l'opération.

Le premier des trois procédés indiqués, savoir, *l'extirpation par la ligature*, occasione des douleurs vives et prolongées. La matrice étranglée par une seule ligature qui étreint la totalité du pédicule, ou par deux ligatures dont on l'a traversé d'avant en arrière au moyen d'une aiguille, ne tombe qu'après plusieurs jours, durant lesquels les malades, agitées par la fièvre et infectées par les matières putrides que fournissent les parties gangrenées, sont exposées aux plus graves accidens. Il n'est donc pas plus favorable que le précédent, sous ce rapport ; mais il rachète ces désavantages par l'obstacle qu'il oppose à l'hémorrhagie et à la pénétration si dangereuse de l'air dans la cavité péritonéale. C'est sans doute à cette circonstance que sont dus les succès qu'en ont obtenus MM. Baxter, Rheineck, Johnson, Newham, Gallot, Gooch et Davis; mais il est vrai de dire aussi que presque toujours alors sont survenus des accidens, qu'on aurait évités en ne laissant pas en place la tumeur dont on avait étreint le pédicule.

MM. Windsor, en Angleterre, et Récamier, en France, ont évité ces graves inconvéniens en incisant immédiatement, au dessous des fils, les parties à extirper.

Avant de faire la ligature, on s'assure que ni la vessie ni l'intestin ne sont descendus dans la cavité que forme le vagin renversé, pour éviter qu'ils ne puissent être compris soit dans la section, ainsi que Vanheer en rapporte un exemple, soit dans la ligature, comme la chose est arrivée chez une femme dont le docteur Rheineck cite l'observation.

Les précautions les plus attentives ayant été prises pour éviter cette erreur, le chirurgien devra traverser les parois du vagin d'un côté à l'autre, ou mieux d'avant en arrière, avec une aiguille armée d'un double cordonnet de soie très-solide. Les deux moitiés de cette double ligature seront ensuite séparées et liées sur chacune des portions correspondantes du pédicule à étrangler. De cette manière, moins de parties se trouvent embrassées par les fils, et leur constriction sera plus immédiate et plus efficace que si le vagin tout entier avait été serré par un lien circulaire. Ayant traversé les membranes du canal, on risquera moins de voir la ligature glisser après l'ablation de la tumeur et abandonner les parties qu'elle embrasse, qu'après la constriction en masse. On procédera ensuite à la résection de la tumeur cancéreuse. La présence des ligatures aura pour effet inévitable d'oblitérer le vagin, et de fermer, en provoquant des adhérences plus ou moins solides, l'espace devenu libre par l'absence de l'utérus entre la vessie et le rectum. Ce procédé, mis en usage par Alex. Hunter et J. Clarke, a été dans les deux cas suivi de succès.

· La matrice cancéreuse peut occuper sa place normale. Mais la laxité de ses liens permet, à l'aide de tractions répétées, de l'amener à l'orifice de la vulve et d'en opérer la précipitation complète. L'organe se trouvant alors dans des conditions semblables à celles qu'il présentait dans le cas précédent, les mêmes procédés opératoires, qui ont été conseillés dans le cas de précipitation naturelle, lui conviennent, savoir : la ligature et la section au dessous, ainsi que M. Récamier la pratique (1).

Enfin, la matrice affectée de cancer, non seulement occupe sa situation normale, mais y est fixée de manière à ne pouvoir être attirée au dehors, ni même céder aux tractions qui tendent à la rapprocher de la vulue. L'extirpation ne peut, dans ce cas, être faite que sur place, et dès-lors elle devient une des opérations les plus graves et les plus chanceuses de la chirurgie.

Gulbertat propose d'inciser la ligne blanche au dessus de la symphise des pubis, dans une étendue suffisante pour laisser pénétrer la main du chirurgien. Un aide contient les intestins et la vessie. L'opérateur introduit la main gauche dans le bassin, y saisit la matrice, la soulève et l'attire, et de l'autre main, armée de ciseaux longs et solides, il coupe les ligamens utérins, ainsi que le vagin, et il retire la masse cancéreuse par l'ouverture de l'abdomen. Ce procédé, qui entraînerait des dangers inévita-

______

(1) *Recherches sur le traitement du cancer*, t. 1ᵉʳ, p. 338.

bles , n'a été pratiqué qu'une fois, et la malade a succombé en vingt-quatre heures.

L'observation suivante fera connaître le procédé suivi par M. Sauter, et donnera une idée des graves difficultés que l'opération peut présenter dans son exécution.

VINGT-CINQUIÈME OBSERVATION.

Extirpation de l'utérus, pratiquée par M. Sauter, médecin à Constance, en 1822 (1).

Geneviève Woldrof a eu six couches heureuses, la dernière en 1811. Cessation des règles en 1817. Vers le milieu de l'année 1821, pertes abondantes accompagnées de douleurs poignantes aux aines, aux pubis et au dos. En 1821, M. Sauter trouva le col et l'orifice utérin garnis, à la partie postérieure surtout, de grosses excroissances dures, rugueuses, très-douloureuses, et saignant au moindre attouchement; état général d'épuisement. Sous l'influence de la sabine, la perte s'arrêta, les douleurs disparurent, l'appétit revint, les forces se relevèrent. Les indurations du col de la matrice semblèrent diminuer, s'amollir, et perdre de leur sensibilité douloureuse. En novembre, retour des mêmes accidens, écoulement fétide et sanieux… Il ne fut plus possible de méconnaître la transition du squirrhe à l'état de vrai cancer utérin : la sabine, l'acide hydrocyanique, la ciguë furent sans résultats; des excrois-

______
(1) *Mélanges de chirurg. étrangère.* Genève, 1814, p. 246.

sances augmentent, remplissent le vagin, empêchent les déjections, en comprimant le rectum. Le 16 janvier 1822, diarrhée, faiblesse excessive, douleurs atroces ; l'opération fut décidée ; la malade avait alors cinquante ans.

Le contour extérieur du carcinôme se bornait à la totalité du col utérin jusqu'au cul-de-sac du vagin exclusivement ; un très-petit espace séparait l'utérus du rectum : le doigt pouvait pénétrer dans la cavité utérine au travers des ulcères et des fongosités.

Le 28 janvier 1822, à deux heures après midi, on place la malade horizontalement en travers du lit, on tient les genoux écartés, et l'on vide la vessie et le rectum. « Je tentai, dit M. Sauter, d'abaisser l'utérus avec mon doigt, agissant comme un crochet; mais les fongosités se déchirèrent et saignèrent sans que la matrice s'abaissât : il fallut y renoncer. J'introduisis alors l'index et le médius gauches sous le pubis jusqu'au cul-de-sac du vagin ; je glissai entre les deux doigts un couteau convexe, arrondi par le bout, à manche long et fixe, avec lequel je coupai le vagin sous l'utérus, faisant immédiatement pénétrer mon doigt dans l'ouverture, que j'achevai tout autour du vagin ; ce que je fis sans interruption et sans accidens. Pour détruire les attaches latérales, j'introduisis un doigt dans la matrice et la tirai en bas, tandis qu'avec le manche du couteau ou avec l'index droit je déchirai le tissu cellulaire ; mais l'adhérence était si forte que le moyen ne réussit pas. Une masse de fongosité se détacha en partie et vint faire saillie à la vulve. J'employai alors une pince avec laquelle je saisis la paroi antérieure du col et la tirai, tandis qu'avec le manche du couteau et une spatule en baleine je cherchai à détacher l'utérus de la vessie. Mais plusieurs tentatives furent vaines, la pince échappa, emportant avec elle une portion de la tumeur.

L'opération durait depuis une demi-heure. Je renonçai à toute espèce d'abaissement et de séparation, et je me décidai à couper net au dessus de la matrice. Pour cela j'introduisis deux doigts de la main gauche entre la vessie et la matrice; je conduisis entre eux le scalpel; je saisis, avec l'index recourbé, une portion du tissu cellulaire que je coupai près de l'utérus, jusqu'à ce que mes doigts parvinssent dans l'abdomen; ensuite peu à peu, je coupai le péritoine en avant, en haut, et jusqu'aux attaches latérales les plus élevées. J'introduisis alors toute la main gauche dans le vagin, et je pénétrai ainsi dans l'ouverture du péritoine, où je détruisis de chaque côté les attaches latérales et détachai les ovaires, les ligamens, etc.; je saisis ensuite la matrice au dessous de son fond, et je cherchai à la renverser. Pendant cette tentative, la malade, irritée par ma main et par les douleurs, poussa très-fort. Je sentis alors les intestins se presser sur ma main, et se précipiter dans le vagin; je fus obligé de les repousser dans l'abdomen; je ressaisis la matrice, la malade se raidit de nouveau, et la même chute des intestins s'opéra. Je revins à la charge une troisième fois, tandis qu'un aide refoulait en haut les intestins et comprimait l'abdomen au dessus du pubis; je réussis alors à renverser la matrice, et à amener son fond jusqu'au bord des grandes lèvres ; les intestins la suivirent et remplirent le bassin ; un aide les retint, au moyen de trois doigts introduits par la vulve. Pendant ce temps, je détachai avec l'instrument tranchant la paroi postérieure et les attaches latérales, ce qui se fit aisément et sûrement. Je replaçai les intestins dans leur situation naturelle, et les y maintins avec un gâteau de charpie sèche, destiné à les garantir de l'air, et des styptiques (alun). La femme fut mise dans une position horizontale qu'elle garda ; la malade ne perdit qu'environ une livre et demie de sang. »

Après l'opération, sueur froide, douleurs d'estomac (vin, éther, teinture d'opium); sensation brûlante dans le vagin.

29. Faiblesse, pouls petit, écoulement d'un liquide séreux par la vulve, trois vomissemens, sommeil, soif ardente, transpiration, chaud.

30. Vagin en contact avec l'alun, sec et rude au toucher, vomissemens, abdomen douloureux, tympanisé, urines involontaires (potion composée de teinture d'opium, liqueur d'Hoffmann, liqueur de corne de cerf succinée, eau de menthe et mucilage de gomme arabique).

31. Nourriture, décoction de quinquina avec éther acétique, injection avec une décoction de saule et la teinture de galbanum.

6 mars. La malade s'assied sur son lit, sans se plaindre de la moindre sensation ; le péritoine paraissait consolidé en forme d'entonnoir ; urines volontaires.

10. La malade se lève ; la peau et les lèvres se colorent.

13. OEdème qui, des pieds, gagne tout le corps ; des escharres se détachent des différens points du vagin ; l'œdème disparaît pendant une sueur abondante, le 21.

Le 16, la plaie était parfaitement guérie.

Le 22 mars, vomissemens, diarrhée traitée par le quinquina, l'éther et l'opium.

Le 26 mai, violente indigestion, occasionée par de la choucroûte ; mort le 1ᵉʳ juin.

Cette observation est remarquable par la longueur et les difficultés de l'opération ; par l'absence de l'hémorrhagie, quoique aucune ligature n'ait été faite ; et par la guérison complète, la mort ayant été le résultat d'un accident indépendant de l'opération.

Le procédé de M. Sauter, décrit dans l'observation ci-dessus, est celui, à quelques différences près, suivi par M. Blundell, professeur d'accouchement à l'hôpital de Guy (Angleterre).

VINGT-SIXIÈME OBSERVATION.

Extirpation de l'utérus, par M. Blundell.

M. Blundell a pratiqué quatre fois cette opération ; elle a été mortelle dans trois cas : celui que nous rapportons a été couronné de succès.

Une femme de cinquante ans , disposée à l'obésité , fut prise d'un écoulement âcre et d'une métrorrhagie tellement abondante, qu'elle perdait par jour deux pintes de sang (pintes anglaises probablement). OEdème, pâleur, faiblesse et défaillances fréquentes.... Quoique la femme parût cachectique et présentât toute l'apparence des femmes qui succombent aux progrès d'une ulcération utérine, on ne pouvait cependant la regarder comme dans un état au dessus des ressources de la chirurgie.

A l'examen , M. Blundell reconnut que l'utérus était mobile, et avait environ le volume d'un œuf d'oie. Col ouvert et gonflé, et d'une dureté comme cartilagineuse : sur cette masse s'était formée une ulcération du diamètre d'un shelling environ. Les tissus environnans paraissaient sains , ainsi que la vessie et le rectum... M. Blundell jugea qu'il y avait un cancer ulcéré de l'utérus, et que l'extirpation de cet organe était la seule ressource que l'art pût offrir.

Opération le 19 janvier , huit à neuf mois après le commencement présumé de la maladie.

La malade étant couchée sur le côté , sur le bord d'un lit, le corps fléchi, M. Blundell porta les doigts index et médius de la main gauche dans le vagin , qui servirent à conduire une sorte de scalpel à disséquer, à lame tranchante , montée à angle de 15 à 20 degrés sur une tige longue et terminée par un large manche. Il incisa d'abord le cul-de-sac vaginal en arrière, de manière à pénétrer dans la cavité péritonéale, entre la matrice et le rectum. Cette division fut faite lentement, et fréquemment interrompue, pour laisser aux doigts conducteurs la facilité de s'assurer des rapports du rectum et de l'éviter. L'ouverture faite de manière à permettre l'introduction de la première phalange de l'indicateur, celui-ci servit de guide à l'instrument pour l'agrandir dans la direction de l'insertion du ligament large gauche. Avec un instrument analogue au précédent, mais monté en sens opposé, l'incision fut prolongée de la même manière du côté droit. M. Blundell sentit alors les intestins; mais il sut les éviter, par la précaution qu'il prit de tenir la pointe de l'instrument appliquée contre la pulpe de l'indicateur.

L'opérateur introduisit ensuite la main gauche dans le vagin, et deux doigts de cette main à travers la division postérieure jusqu'au fond de l'utérus. Ils servirent à y conduire et y fixer un double crochet monté sur une tige de onze pouces de long. Cette partie de l'opération fut peu douloureuse. Par ce moyen, on put attirer l'utérus vers le bas, renverser son fond vers la pointe du coccyx, et amener l'organe dans la paume de la main placée dans le vagin. Cette manœuvre fut très-douloureuse. M. Blundell coupa alors les ligamens larges auprès de l'utérus; il sépara cet organe de la vessie, en prenant des précautions pour ne pas en blesser le col ni les uretères, et la matrice fut ainsi entièrement isolée. L'opérateur laissa quelques points indurés du vagin, se proposant de les enlever plus tard s'il y avait indication. L'opération dura une heure.

Lorsque ce fait a été publié, cinq mois après l'opération, la malade était parfaitement rétablie. Mais nous lisons, dans l'article de M. Bégin, qu'elle succomba à la récidive de son cancer, qui se reproduisit dans les débris épargnés, quoique endurcis, du vagin.

On a vu que la différence entre les procédés opératoires de M. Sauter et de M. Blundell consiste en cela que le premier commence la section du vagin en avant, derrière le pubis, et ramène le corps de l'organe dans cette direction; tandis que le second incise d'abord à la partie postérieure, et fait basculer l'utérus, en ramenant son fond dans la direction du coccyx.

Ces grands exemples de hardiesse chirurgicale, de zèle pour les intérêts de la science et de l'humanité, ne pouvaient pas tarder de trouver en France des imitateurs. M. Récamier voulut aussi faire l'extirpation de l'utérus. Il l'opéra par un procédé qui diffère très-peu de celui du docteur Sauter.

Voici cette observation, dont tous les journaux de médecine ont rendu compte il y a quelques années, et qui se trouve décrite dans ses *Recherches sur le Cancer*, tom. 1ᵉʳ, pag. 519.

VINGT-SEPTIÈME OBSERVATION.

Ablation de l'utérus cancéreux, par M. Récamier.

Madame B***, âgée de cinquante ans, à tempérament éminemment nerveux, a été réglée à douze ans et demi, devint mère à vingt-un, vingt-huit et trente-cinq ans. A quarante-cinq, ictère de six semaines, et dysménorrhée pendant quatre mois. A quarante-neuf ans, diminution et irrégularité des menstrues, avec douleurs obtuses dans le siége; sentiment de lassitude dans les régions lombaires, écoulement successivement séreux, sanieux et fétide. Huit mois après l'invasion de ces accidens, M. Récamier trouva la lèvre antérieure du museau de tanche rongée postérieurement par un ulcère sordide et fongueux, qui avait détruit la lèvre postérieure et s'étendait sur la paroi recto-vaginale. Le toucher fit reconnaître deux tumeurs séparées par un sillon, et qui paraissaient être formées par l'utérus surmonté d'une bosselure, ou par le col tuméfié et le corps de l'organe.

Le 26 juillet 1829, l'opération est pratiquée de la manière suivante :

Position de la malade, comme pour l'opération de la taille. On fixe la lèvre antérieure du museau de tanche avec une forte pince érigne, placée d'avant en arrière. On abaisse l'utérus et, pour assurer le déplacement, on fixe une seconde pince

érigne placée transversalement. Incision transver-
sale du vagin seulement, et de droite à gauche, sur
la partie antérieure et inférieure de la tumeur, au
moyen d'un bistouri convexe boutonné, dirigé par
l'index de la main gauche. Dissection du tissu cellulaire, qui unit le vagin et la vessie à la face antérieure de l'utérus. Ouverture du repli du péritoine;
le plus près possible de la surface de la tumeur; introduction de l'index dans l'ouverture péritonéale,
et agrandissement de cette ouverture, à droite et
à gauche, avec un bistouri boutonné herniaire,
droit et peu tranchant.

Le même bistouri sert à couper, de haut en bas,
les deux tiers supérieurs du ligament large gauche,
en rasant le bord correspondant de l'utérus, jusque
vers le sillon qui le sépare du col; immédiatement
après, même dissection du ligament droit.

L'index de la main gauche est aussi porté derrière
le reste du ligament droit, et le pouce en même
temps placé en avant et en dehors. Les doigts fixent
le ligament et servent de conducteur à une aiguille
courbe montée sur un manche, percée à la pointe
et armée d'un fil fort, destiné à embrasser ce qui
reste du ligament large où se trouve l'artère utérine; on serre ce fil à l'aide d'un serre-nœud. La
ligature du côté gauche est appliquée de la même
manière; on achève ensuite la section des ligamens
avec le bistouri herniaire, et l'on parvient au vagin, que l'on divise. L'utérus sort alors de la vulve,
et il ne reste plus qu'à diviser le repli péritonéal qui

est entre la matrice et le rectum ; enfin on coupe le vagin postérieurement.

Cette opération a duré vingt minutes. La partie la plus douloureuse fut l'abaissement de la matrice : il n'y a pas eu trente onces de sang perdu par la division des parties. L'épiploon s'était montré : on le réduisit. Les fils des ligatures furent relevés sur les aines. La malade fut placée horizontalement, et il n'y eut pas d'autre pansement.

Deuxième jour de l'opération. Pouls, quatre-vingt-dix pulsations ; ventre un peu élevé, sans douleur ; cathétérisme répété. *Saignée de six onces ; cataplasmes, tisane de lin ;* sommeil.

Troisième jour. Pouls fréquent, ventre plus élevé et plus sonore, douloureux dans la région iliaque droite ; constipation. *Saignée le matin ; trois grains de calomel en trois doses ; quarante sangsues sur le côté droit du ventre.*

Cinquième jour. Fièvre modérée, ventre ballonné, constipation. *Sangsues, pilulles de calomel et d'extrait de belladone,* de chaque un grain ; de deux heures en deux heures. Augmentation du ballonnement du ventre, agitation. *Bain d'une demi-heure.* Pour la première fois, la malade rend des vents par bas.

Sixième jour. Un peu de sensibilité aux régions iliaques. *Sangsues, bain.* La malade a une selle.

Septième jour. La partie postérieure de la vessie adhère au rectum ; on la divise avec le doigt, et il s'écoule une once d'un fluide brunâtre et fétide,

Lavemens; vingt sangsues sur les flancs; bouillons; injections d'eau tiède dans le vagin, pour entraîner une sorte de bouillie fétide qui s'en échappait par la pression.

On retire les ligatures le dixième jour. A dater du quatorzième, l'amélioration fait des progrès et, le vingt-septième, l'on reconnaît que le fond du vagin forme un anneau simple, pouvant à peine admettre le doigt, et communiquant avec un cul-de-sac de la profondeur des deux tiers de la première phalange de l'index, formé par la réunion de la vessie et du vagin.

Voilà les trois observations où l'on prétend que l'opération a été couronnée de succès; et cependant la malade de M. Sauter succomba, deux mois après, à une indigestion; celle de M. Blundell fut emportée par la récidive de la maladie : reste la malade de M. Récamier.

Mais, avant d'examiner si cette opération est réellement dans les convenances et les possibilités de l'art de guérir, il convient de dire quelques mots sur le pansement et le traitement qu'il convient d'employer après son exécution. Ce pansement doit être le plus simple possible. Quelques chirurgiens ont introduit dans la cavité du vagin de simples bourdonnets de charpie, soutenus par un bandage en T. D'autres, et ce sont ceux qui nous paraissent avoir raison, conseillent de ne faire aucun tamponnement pour arrêter l'hémorrhagie, rendue impossible par la ligature des artères utérines; cette compressaion serait d'ailleurs de peu d'utilité pour arrèter le sang qui s'épanche dans le ventre, et inefficace pour contenir les intestins, qui, retenus naturellement par le mésentère, ne peuvent descendre jusqu'à la vulve ; la situation horizontale suffisant d'ailleurs pour les faire rester au dessus du fond du bassin. Il suffit donc de veiller au cours des urines et des matières fécales, de faire dans le vagin les injections qui ont été indiquées dans la description des observations particulières.

Les malades seront tenues d'ailleurs très-sévèrement au régime qui convient à la suite des grandes opérations. On ne doit pas oublier que celle qui nous occupe est une des plus graves et des plus difficiles qu'on puisse pratiquer, et que, pour ces motifs, on ne saurait prendre trop de précautions pour en assurer le succès.

Si maintenant on jette un coup d'œil sur les résultats obtenus à la suite de l'extirpation de la matrice, on les trouvera peu propres à encourager les praticiens à répéter cette opération. En effet, des trois guérisons obtenues et citées ci-dessus, deux sont plus ou moins contestables : on ignore le sort consécutif de la troisième malade ; toutes les autres opérées ont succombé. M. Langenbeck, qui opéra par le malheureux procédé de Gulbertat, vit sa malade périr en vingt-quatre heures. Ce même praticien n'eut pas plus de bonheur par le procédé de M. Sauter : deux femmes qu'il opéra ainsi périrent, l'une le second jour et l'autre le quatorzième jour

après l'opération. Paletta et Moteggia ayant extirpé
la matrice, en croyant n'agir que sur un polype, le
sujet mourut en quarante et quelques heures. Deux
malades, opérées par MM. Siebold et Holocher, périrent en moins de neuf heures. MM. Roux et Récamier, en France, n'ont pas été plus heureux : une
des deux opérées périt en trente heures, la seconde
au bout de vingt-quatre heures. En résumé, comme
résultat général, une guérison jusqu'ici parfaite,
deux rétablissemens suivis de la mort au bout de un
et de cinq mois, et quatorze morts toutes promptes,
toutes évidemment déterminées par l'épuisement
nerveux et par des inflammations péritonéales à la
suite de l'opération.

« D'après ce relevé statistique, cette opération
doit être rejetée de la pratique d'un art dont le
premier objet est de conserver ; la matrice cancéreuse ne doit être amputée en totalité que lorsqu'elle
est déjà expulsée du bassin ou ébranlée dans ses
connexions, de manière à pouvoir être attirée au-
delà de la vulve, lorsqu'elle est en partie détachée
du reste de l'organisme et qu'elle a perdu jusqu'à
un certain point son droit de domicile dans l'abdomen (1). »

(1) Bégin, ouvr. cité.

FIN.

TABLE DES MATIÈRES.

FIN DE LA TABLE DES MATIÈRES.

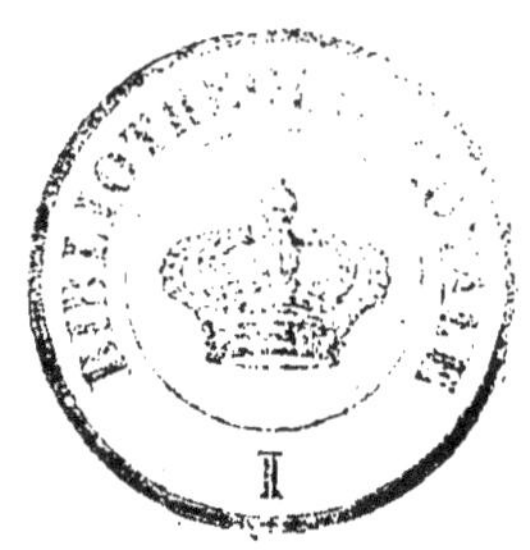

ERRATA.

Page 108, ligne 2 : rompant, *lisez* occupant.

Page 131, ligne 7 : Jacquin, *lisez* Jacquemin.

Page 209, à la note : *Monographie du dermatose*, lisez *des dermatoses*.